Schlafkunde

Jürgen Zulley, geb. 1945, Diplom-Ingenieur, Diplom-Psychologe, ist Professor für Biologische Psychologie an der Universität Regensburg und gilt als einer der renommiertesten Schlafexperten in Deutschland. Im Mabuse-Verlag erschienen bereits »Unsere Innere Uhr«, »Wach und fit« sowie »Die kleine Schlafschule«.
www.zulley.de

Jürgen Zulley

Schlafkunde

Wissenswertes rund um unseren Schlaf

Mabuse-Verlag
Frankfurt am Main

Bibliografische Information der Deutschen Nationalbibliothek

Die Deutsche Nationalbibliothek verzeichnet diese Publikation in der Deutschen Nationalbibliografie; detaillierte bibliografische Angaben sind im Internet unter http://dnb.d-nb.de abrufbar.

Informationen zu unserem gesamten Programm, unseren AutorInnen und zum Verlag finden Sie unter: www.mabuse-verlag.de.

Wenn Sie unseren Newsletter zu aktuellen Neuerscheinungen und anderen Neuigkeiten abonnieren möchten, schicken Sie einfach eine E-Mail mit dem Vermerk »Newsletter« an: online@mabuse-verlag.de.

Die meisten der folgenden Texte erschienen in der Zeitschrift »das schlafmagazin« im Zeitraum 2006–2013 und wurden nur leicht überarbeitet. Mit Genehmigung der Herausgeber (Meditext Dr. Antonic). Ebenfalls mit Genehmigung der Herausgeber stammt ein weiterer Artikel aus »misericordia – Zeitschrift der Barmherzigen Brüder«. Ein weiterer Artikel mit Genehmigung stammt aus »medicalsportsnetwork«.

Kasseler Str. 1 a
60486 Frankfurt am Main
Tel.: 069 – 70 79 96-13
Fax: 069 – 70 41 52
verlag@mabuse-verlag.de
www.mabuse-verlag.de

Satz und Gestaltung: Björn Bordon/MetaLexis, Niedernhausen
Umschlaggestaltung: ffj Büro für Typografie und Gestaltung, Frankfurt a. M.
Grafiken: poltorak/fotolia.com, Neyro/fotolia.com, svetlana gorshkova/fotolia.com, mrswilkins/fotolia.com

Druck: CPI books GmbH, Leck
ISBN: 978-3-86321-400-5
Printed in Germany

Inhalt

Vorwort

Dieses Buch entstand, weil mir immer wieder ganz bestimmte Fragen zum Thema »Schlaf« gestellt wurden. Ich selbst fand diese so interessant, dass ich mich nicht mit einer kurzen Antwort zufriedengab, sondern die entsprechende Fachliteratur durchforstete, um nach bestem »wissenschaftlichem« Gewissen antworten zu können. Die Ergebnisse fasste ich in kurzen Texten zusammen und legt sie beiseite.

Als ich, im Laufe der Jahre, von verschiedenen Zeitschriften gebeten wurde, genau diese Fragen für sie zu beantworten, konnte ich in die Schublade greifen, meine Texte auf den neuesten Stand bringen und veröffentlichen.

Zeitschriften sind vergänglich, aber die Fragen bleiben. Als mir dann auch noch viele Leser rieten, diese Texte nicht auf Nimmerwiedersehen verschwinden zu lassen, entschloss ich mich, meine Antworten gesammelt in einem kleinen Buch zu veröffentlichen. Ich aktualisierte die Texte, schrieb einige um und manche ganz neu.

Dieses nun entstandene Buch behandelt ausdrücklich nicht das Thema »Schlafstörungen«, dazu gibt es schon genügend Literatur, woran auch ich Schuld trage. Die hier vorliegenden Themen behandeln auch weniger den Schlaf direkt als vielmehr Wissenswertes rund um den Schlaf. So seine Bedeutung für bestimmte Alltagssituationen, wie Ernährung, Reisen, Sport oder Bett, besondere Formen des Schlafs, wie Heilschlaf, Winterschlaf, Ammenschlaf oder Mittagsschlaf, und spezielle Fragen, wie Einfluss des Mondes, Schönheitsschlaf, Sommerzeit, Schulbeginn oder biologische Rhythmen und manches mehr.

Und natürlich habe ich versucht, lehrreich und unterhaltsam zu schreiben. Denn Wissen, welches mit Vergnügen erworben wird, ist nicht nur leichter zu lesen, sondern bleibt auch besser haften.

So hoffe ich, dass ich nach über 40-jähriger beruflicher Erfahrung mit dem Schlaf dem Leser mit meinem wissenschaftlichen und therapeutischen wie auch durch Lehrtätigkeit und Öffentlichkeitsarbeit erworbenen Wissen rund um den Schlaf Freude bereiten kann.

Schlafen – kennt doch jeder. Wirklich? Je mehr man sich mit diesem alltäglichen oder besser allnächtlichen Zustand befasst, desto unsicherer wird man und merkt, wie sehr der Schlaf noch im Dunkeln verborgen liegt und wie sehr er unseren Alltag beeinflusst. Ich würde mich freuen, wenn ich mit diesem Buch etwas Licht ins Dunkel bringen kann.

Regensburg, 2017 Jürgen Zulley

1 Was ist Schlaf?

Schlafen tut jeder, kennt jeder. Aber was ist Schlaf eigentlich? So einfach lässt sich die Frage nicht beantworten. Denn wie alles, was lebende Organismen betrifft, sind die Dinge und ihre Zusammenhänge sehr kompliziert und häufig undurchschaubar. Und wenn wir an die Krone der Schöpfung denken, den Menschen, wird die Lage geradezu hoffnungslos. Auch wenn wir es nur ungern zugeben, der Mensch ist ein Buch mit 7 Siegeln oder sagen wir mal mit 6 Siegeln. Denn einiges Wenige ist schon bekannt. Natürlich schreitet die Wissenschaft fort, aber langsam. Mit allen Vor- und Nachteilen. Gelegentlich begibt sich der wissenschaftliche Fortschritt auch auf Irrwege. Wissenschaft kann nicht alles und weiß nicht alles. Es ist aber wohl übertrieben zu behaupten: »Die Wissenschaft von heute ist der Irrtum von morgen«, eine These, die Jakob Johann Baron von Uexküll aufstellte. Ohne saubere experimentelle Untersuchungen gäbe es keine Fortschritte. Deswegen brauchen wir die Wissenschaft, um uns von Irrtümern und falschen Glaubensrichtungen zu distanzieren, müssen aber lernen, mit ihren Schlussfolgerungen behutsam umzugehen. Es gilt, Wissen von Glauben zu unterscheiden. Mehr zu wissen, bedeutet nicht nur, mehr zu verstehen und, im medizinischen Bereich, auch: besser helfen zu können. Denn leider steigt gleichzeitig mit dem Grad der Kenntnisse die Möglichkeit der Manipulation des Menschen. Zurück zum Schlaf, was wissen wir nun?

Der Schlaf ist Bestandteil des körpereigenen »Ruhe-Aktivitäts-Rhythmus«, der viele körperliche und geistige Funktionen des Menschen bestimmt. Diese rhythmischen Funktionen ändern sich systematisch über Tag und Nacht hinweg. In der zweiten Nachthälfte ist unsere Leistungsfähigkeit auf einem Tiefpunkt, genau dann, wenn unser Schlafbedürfnis am größten ist. Um diese Zeit schlafen wir normalerweise. Faktisch überbrückt der Schlaf dieses Tief des Organismus und aktiviert gleichzeitig Erholungsfunktionen. Geregelt wird dieser biologische Rhythmus von einer Inneren Uhr. Von dieser kann der Mensch zwar abweichen und seine Schlafzeiten in einem gewissen Rahmen willkürlich verschieben. Den optimalen Zeitraum aber bestimmt die Innere Uhr. Verschieben wir die Schlafzeiten, dann »bezahlen« wir das oft mit der Qualität des Schlafs.

> Der Schlaf überbrückt ein Tief des Organismus und aktiviert gleichzeitig Erholungsprozesse.

Einschlafen setzt voraus, dass wir geistig und körperlich entspannt sind. Entspannung ist der Königsweg in den Schlaf. Sind wir dann eingeschlafen, sind Bewusstsein und körperliche Aktivität anders als im Wachzustand. So bewegen wir uns während des Schlafes wenig und wir tun es nicht zielgerichtet. Aber es kann insgesamt zu 20 größeren und 50 kleineren Bewegungen im Schlaf kommen. Die Aktivität des Gehirns variiert im Schlaf erheblich: Zeitweilig ist sie deutlich reduziert, in einigen Zeiträumen ist das Gehirn aber aktiver als im Wachzustand. Schlaf ist kein Ruhezustand für das Gehirn, sondern mehr ein Unruhezustand. Die Schlafmedizin spricht beim Schlaf daher eher von einer Umorganisation der Gehirnaktivität.

Entspannung ist der Königsweg in den Schlaf.

Im Schlaf reagiert der Organismus nur eingeschränkt auf Umweltreize; normale ignoriert er einfach. Nur wenn ein Geräusch eine wichtige Information enthält (etwa das eigene Baby weint), wachen wir auf, sogar dann, wenn das Geräusch leise ist (siehe Kapitel 9: Der Ammenschlaf). Jeder starke Reiz dagegen beendet den Schlaf - wir wachen auf; das ist bei sehr lauten Tönen so, bei sehr hellem Licht, bei heftigeren Berührungen.

Das Organ, in dem sich der Schlaf zuallererst abspielt, ist das Gehirn. Dabei ist der Gehirnzustand im Schlaf keineswegs immer gleich. Vielmehr ist der Schlaf ein Prozess, in dem das Gehirn immer wieder vom leichteren in tieferen Schlaf wechselt und zurück. Die Schlaftiefe wird eingeteilt in die Stadien 1 bis 4, wobei 1 das leichteste und 4 das tiefste Stadium ist (in dem wir am schwersten weckbar sind). Zusätzlich gibt es den REM-Schlaf. In diesem eher leichten Schlaf finden schnelle Augenbewegungen statt (*rapid eye movements,* REM). Die Schlafstadien folgen aufeinander, erst 1 bis 4, dann REM, und das in einem regelmäßigen Rhythmus von 90 Minuten. Spätestens nach diesen 90 Minuten werden wir jeweils fast oder ganz wach, manchmal auch schon vor dem REM-Schlaf. Danach fallen wir wieder in tieferen Schlaf. Die Schlafstadien 1 bis 4 werden auch als NREM-Schlaf (Non-REM-Schlaf) bezeichnet.

Inzwischen wurde die Klassifikation leicht geändert. Die bisherigen Stadien 3 und 4 wurden zusammengefasst und als N3 bezeichnet.

Neben dieser rhythmischen Gliederung des Schlafes gibt es noch eine typische Zeitkomponente: wann der Tiefschlaf stattfindet. Tiefschlaf scheint der wichtigste Bestandteil des Schlafes zu sein. Er ist vermutlich für die meisten Erholungsvorgänge verantwortlich und findet hauptsächlich in den ersten vier bis fünf Stunden nach dem Einschlafen statt. Später schlafen wir nur noch leicht und erwachen auch leichter. Aus diesem Grund sind für die Erholungswirkung des Schlafes vor allem diese vier bis fünf Stunden von Bedeutung; darüber hinaus spielt die Schlafdauer an sich vermutlich nur eine untergeordnete Rolle.

Tiefschlaf scheint der wichtigste Bestandteil des Schlafes zu sein.

Neben dem Tiefschlaf ist vor allem der REM-Schlaf von Bedeutung. Der REM-Schlaf unterscheidet sich erheblich von allen anderen Schlafstadien und entspricht nicht den üblichen Vorstellungen vom Schlaf, weswegen er auch als »paradoxer Schlaf« bezeichnet wird. Vor allem kann die Aktivität des Gehirns (gemessen am Energieumsatz mittels bildgebender Verfahren; PET) in diesem Schlafstadium höher sein als im Wachzustand. Mit anderen Worten: Der Schläfer ist während des Schlafes zeitweilig wacher als im Wachzustand. Gleichzeitig sind viele Zentren hochaktiv. Neben den schnellen Augenbewegungen kann es auch zu erhöhter Pulsfrequenz und Atmung kommen, sodass man völlig »aufgeregt« und hellwach aus dem REM-Schlaf erwachen kann.

Gleichzeitig ist dies das Schlafstadium, bei dem nach Weckungen oder spontanem Erwachen sehr häufig von Traumerinnerungen berichtet wird. Von daher wird der REM-Schlaf auch als Traumschlaf bezeichnet. Hier finden sich die typischen bizarren und emotionalen Träume, während es allerdings bei Weckungen aus anderen Schlafstadien ebenfalls zu Traumerinnerungen kommen kann, die aber oft nicht als solche erkannt werden. Sie können mit normalen Gedankenvorgängen verwechselt werden, da sie inhaltlich eher banal und alltäglich erscheinen, es sind aber auch Träume und nicht kontrolliertes Denken. Sie können ein Grund sein, warum Schlaf mit dem Wachzustand verwechselt werden kann. Stellt der Schläfer fest, dass er gerade »dachte«, kann er ja nicht geschlafen haben. Ein Irrtum, er hatte geschlafen in einem sogenannten »trockenen NREM-Traum«.

Charakteristisch für den REM-Schlaf sind zudem gleichzeitige Aktivierungen der Sexualorgane. Beim Mann kommt es regelmäßig zu Penis-Erektionen, bei der Frau zu einer erhöhten Durchblutung der Vagina und Vulva. Diese Vorgänge werden nicht von entsprechenden mentalen Prozessen begleitet. Da der REM-Schlaf gegen Morgen häufiger auftritt, ist es wahrscheinlich, dass der Mann mit einer Erektion aufwacht. Dieser völlig normale Zustand wird dann landläufig als »Morgenlatte« beschrieben.

Obwohl der REM-Schlaf ein hochaktiver Zustand ist, kann dies nicht so unbedingt von außen festgestellt werden. Von gelegentlichen Zuckungen abgesehen liegt der Schläfer ruhig. Ursache hierfür ist eine »Lähmung« des Schläfers während dieses Stadiums. Eine Atonie der Haltemuskulatur verhindert, dass der Schläfer seinen Traum auslebt. Dieser Zustand kann auch erlebt werden, sowohl im Traum (zum Beispiel nicht weglaufen können, eine Bewegung nicht ausführen können) als auch kurz nach dem Erwachen aus dem Traumschlaf, wenn der Betreffende sich nicht bewegen kann. Dieser Zustand (REM-Schlaf-Atonie) wird als Lähmung erlebt, ist unangenehm, aber normal. Gelegentlich, vor allem bei sehr angstbesetzten Träumen, wird die Lähmung durchbrochen und es kann zu ruckartigen Bewegungen, aber auch zu komplexeren Bewegungsabläufen (zum Beispiel um sich schlagen) kommen. Möglicherweise wird hierbei das Traumgeschehen kurzzeitig »ausgelebt«. Übrigens die einzige Möglichkeit für Dritte, Träume zu »beobachten«. Da Traumbericht und Bewegungsablauf übereinstimmen, lässt sich schlussfolgern, dass Träume in Realzeit ablaufen.

Schlaf ist ein hochaktiver Prozess, der nur nach außen als Ruhe erscheint.

Ein weiteres Charakteristikum des REM-Schlafes sind die Bewegungsabläufe während des Schlafes. Die meisten

Bewegungen finden unmittelbar vor und nach dem REM-Schlaf statt.

So ist allein aufgrund des Bewegungsmusters in der Nacht eine gewisse, wenn auch etwas grobe Aussage über den Schlafverlauf möglich. Dies wird inzwischen mithilfe von Smartphones oder anderen Aktivitätsmessern genutzt.

Gleichzeitig mit diesen Bewegungen, aber nicht unbedingt durch sie ausgelöst, kann es auch zu spontanen Weckreaktionen während des Schlafes kommen. Vor und nach dem REM-Schlaf befindet sich der Schläfer in einem sehr leichten Schlafstadium (Stadium 1), aus dem Erwachen sehr leicht möglich ist. Und so ist es als völlig normal anzusehen, dass es während eines Schlafes zu häufigen Weckreaktionen kommt. In Untersuchungen wurden 4 Weckreaktionen pro Stunde, mithin 28-maliges Erwachen während eines 7-stündigen Schlafes beschrieben. Die meisten dieser Wachzustände sind aber so kurz, dass sie wieder vergessen werden. Und was vergessen wird, hat nicht existiert. So ist davon auszugehen, dass ein Schläfer, der behauptet, durchgeschlafen zu haben, mehr als 20-mal wach wurde, es aber vergaß. Ein Problem mit dem Wachwerden entsteht übrigens erst dann, wenn nicht wieder eingeschlafen werden kann. So sind sogenannte Durchschlafstörungen eigentlich Wiedereinschlafstörungen. Das nächtliche Erwachen dagegen ist normal.

Häufiges nächtliches Erwachen kann völlig normal sein.

Wahrscheinlich hängt die Erinnerung an Träume auch mit diesem Erwachen zusammen. Werde ich unmittelbar nach einem Traum wach und bleibe lang genug wach, erinnere ich mich an den Traum. Schlafe ich dagegen schnell wieder ein, vergesse ich ihn. Viele kennen auch das nächtliche Erwachen aus einem Traum mit dem Wunsch, ihn sich zu merken. Und am nächsten Morgen weiß man nur noch, dass man sich an einen Traum erinnern wollte. Man war nach dem Traum nicht lange genug wach gewesen. Jeder Mensch träumt, die Frage ist nur, ob er sich daran erinnert.

In der Nacht schüttet der Organismus auch verschiedene Hormone aus, und das erfolgt ebenfalls zeitlich wohlgeordnet. Das Schlafhormon Melatonin wird während der ganzen Nacht ausgeschüttet, mit einem Höhepunkt um 3 Uhr morgens. Das Wachstumshormon ist für Regeneration und Zellerneuerung notwendig; es wird während der Tiefschlafzeiten gebildet. Cortisol, das Stresshormon, wird ab 3 Uhr ausgeschüttet. Es ist nötig, damit wir richtig wach und leistungsfähig sind. Leptin ist das Sättigungshormon; solange der Pegel hoch ist, wachen wir nicht vor Hunger auf. Vor allem in der zweiten Nachthälfte findet die interdigestive Verdauung statt (siehe Kapitel 7: Ernährung und Schlaf).

Durchschnittliche Deutsche schlafen von 23:04 Uhr bis 6:18 Uhr und brauchen 15 Minuten zum Einschlafen. Das ergibt im Schnitt sieben Stunden Schlaf. Aber es gibt beträchtliche Unterschiede, nach wie vielen Stunden sich verschiedene Personen ausgeschlafen fühlen: von fünf bis zehn Stunden ist alles normal; der eine ist eben Kurzschläfer, der andere Langschläfer (siehe Kapitel 3: Langer oder kurzer Schlaf).

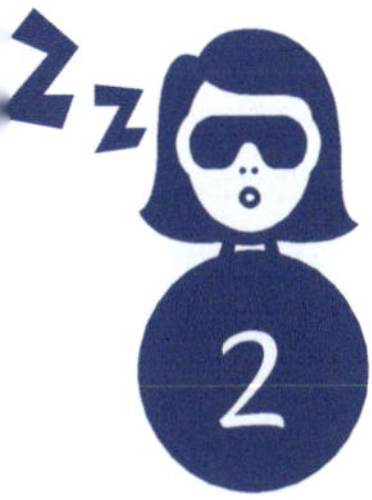

2 Leben ohne Schlaf?

Nicht zu schlafen ist für viele Menschen ein Alptraum, für andere ein Wunschtraum. Was könnte nicht alles noch weggearbeitet werden, wenn wir nicht schlafen müssten. Müssen?

Was passiert denn, wenn wir nicht schlafen, wenn wir die Müdigkeit »besiegen«, der physischen Ermüdung Herr bleiben? Das würde doch unsere geistige Stärke belegen, wach zu bleiben, uns der Dinge ganz und gar bewusst zu bleiben. Schon Jesus wurde nicht müde, seinen Jüngern einzuschärfen, dass sie wachen sollten, so auch in der entscheidenden Nacht von Gethsemane. Da die Jünger es aber nicht fertigbrachten, wach zu bleiben, nahm das Unglück seinen Lauf (Matthäus 26, 36–46). Doch auch unter anderen Gesichtspunkten war der Schlafentzug in verschiedensten Kulturen schon immer verbreitet. Bei den Aborigines gehörte es zum Initiationsritus, dass drei Nächte lang nicht geschlafen werden durfte. Auch der mesopotamische Held Gilgamesch erhielt die Aufgabe, auf seiner Suche nach der Unsterblichkeit sechs Tage und Nächte ohne Schlaf auszukommen. Bei Mönchen verschiedener Religionen war der Schlafentzug eine asketische Übung, um die Bereitschaft zu übersinnlichen Erfahrungen zu fördern. Dies geschah durch ganze Nächte andauernde Gottesdienste, die Panichiden (Totengedächtnisandachten), oder durch die Praxis, den Nachtgottesdienst erst nach Mitternacht zu beenden und den Morgengottesdienst schon ab 4 Uhr zu beginnen. Die Gnostiker setzten dem Schlaf, den sie wie das Unwissen als »Rausch« bezeichneten, das »Erwachen« gegenüber, welches die Anamnesis, das Erinnern an die wahre Identität der Seele und ihren himmlischen Ursprung, einschließt. Die Begeisterung für solche asketischen Übungen finden sich noch am Ende des 18. Jahrhunderts bei dem Dichter Novalis, der schreibt: »Je weniger Schlaf man braucht – desto vollkommener ist man.«

Die Kehrseite der Medaille des Nicht-Schlafens ist der erzwungene Wachzustand. Schlafentzug wurde als Foltermethode schon bei den Römern angewandt. Dort war die Marter des Wachseins (Tormentum Vigiliae) eine Methode, um Geständnisse zu erzwingen, ebenso wie im Mittelalter die Schlafentzugsmarter (Tortura Insomniae), mit der auch Dämonen ausgetrieben wurden. Im 18. Jahrhundert wandte sich der Lutheraner Christian Thomasius in seiner Schrift »Vom Recht des Schlafens und Träumens« gegen diese Martermethode. Michael de Montaigne schrieb: »Es ist Sache der Ärzte zu urteilen, ob

Schlafentzug wurde als Foltermethode schon bei den Römern angewandt.

der Schlaf so notwendig ist, dass unser Leben davon abhängt. Wir erfahren allerdings, dass man den König Perseus von Mazedonien als Gefangenen in Rom sterben ließ, indem man ihn am Schlaf hinderte. Plinius jedoch nennt gar manche Beispiele solcher, die lange ohne Schlaf gelebt haben.« Aber Schlafentzug als Foltermethode wird auch noch in unserer Zeit praktiziert.

Und was meint die Wissenschaft zum Leben ohne Schlaf? Schlafentzug macht müde. Zu diesem Ergebnis musste nicht erst die Wissenschaft kommen; aber die Schlafforschung konnte mit Untersuchungen zum Thema »Leben ohne Schlaf« der wichtigen Frage nahekommen, warum wir schlafen müssen. Die ersten wissenschaftlichen Untersuchungen zum Schlafentzug bei Menschen wurden 1896 von G. Patrick und J. Gilbert von der Universität Iowa (USA) veröffentlicht. Sie hatten an 3 Versuchspersonen einen 90-stündigen Schlafentzug durchgeführt und leiteten damit eine Serie von Untersuchungen ein, die sich mit den Auswirkungen von Schlafentzug bei gesunden Versuchspersonen befassen.

Schlafentzug macht aber auch alt. Diese Schlussfolgerung stammt von einer Arbeitsgruppe aus Chicago. Zu wenig Schlaf führt zu biologischen Veränderungen. Dauert der Schlaf nur 4 Stunden, so zeigen sich schädliche Einflüsse auf den Stoffwechsel von Kohlehydraten und auf die Regulierung von Hormonen wie auch auf das vegetative Nervensystem. Nach einer Erholungsnacht normalisierten sich Blutbild und Nervensystem aber rasch wieder.

Zu wenig Schlaf führt zu biologischen Veränderungen.

Schlafentzug macht reizbar. Durch zu wenig Schlaf kann es zu psychopathologischen Auffälligkeiten wie beispielsweise Wahrnehmungsstörungen bis hin zu illusionären Verkennungen der Realität kommen. Auch verstärktes Misstrauen wurde beobachtet. Schwere »psychotische Episoden« konnten jedoch nicht festgestellt werden. Weiterhin fanden sich Schreckhaftigkeit oder distanzloses Verhalten. Somit drückt Schlafentzug also auch unsere Stimmung.

Schlafentzug kann andererseits aber die Stimmung heben. Wohl jeder von uns kennt dieses Phänomen: Nach einer (aus welchen Gründen auch immer) durchgemachten Nacht werden wir am Morgen nicht müder, sondern im Gegenteil wieder wacher, sind sogar eher aufgedreht, und die Stimmung ist ganz gut. Diese Wirkung von Schlafentzug wird bei der Behandlung der Depression benutzt, um den Patienten zumindest einen Tag ohne Depressionen zu bescheren. Nach einer Nacht mit Schlaf befinden sich die Patienten dann aber wieder in ihrer gedrückten Stimmung. Dass der Schlafentzug sowohl negative als auch positive Auswirkungen hat, ist ein großes Rätsel für Kliniker und die Grundlagenforscher und stellt eine Herausforderung für zukünftige Forschungsarbeiten dar.

3

Langer oder kurzer Schlaf?

Otto Normalschläfer schläft ungefähr 7 Stunden die Nacht – zumindest in Deutschland. Und zwar zwischen 23 und 6 Uhr. Ganz genau lässt sich das nicht ermitteln, weil jede Studie zu etwas anderen Ergebnissen kommt. In eigenen Untersuchungen fanden wir eine bundesdeutsche Schlafenszeit von 23:04 Uhr bis 6:18 Uhr, mit einer Einschlafdauer von 15 Minuten. Damit sind wir im europaweiten Vergleich eher Kurzschläfer und Frühaufsteher.

> Die Deutschen sind eher Kurzschläfer und Frühaufsteher.

Die Schlafdauer wird durch mehrere Faktoren beeinflusst: Die Gene, das Alter, das Geschlecht, die Jahreszeit, der Gesundheitszustand und die Gewohnheit bestimmen, wie lange wir schlafen. Das bedeutet, weniger Schlaf finden wir bei älteren Menschen (zumindest nachts), bei Männern und im Sommer, mehr Schlaf benötigen wir, wenn wir krank sind.

Aber nicht jeder ist ein Normalschläfer. Es gibt Menschen, die benötigen regelmäßig mehr Schlaf als andere. Sind dies mehr als 9 oder 10 Stunden, so kann man sie als Langschläfer bezeichnen. Und dann gibt es noch die Kurzschläfer, die weniger als 6, 5 oder gar 4 Stunden benötigen. Allerdings sollten diese keine Beeinträchtigungen am Tag erfahren. Diese Einschränkung ist notwendig, weil es Menschen gibt, die bewusst kürzer schlafen als sie benötigen und zu allem Überfluss auch noch stolz darauf sind. Gesund und leistungsfördernd ist das aber nicht, im Gegenteil. Von daher sind Aussagen von und über Kurzschläfer immer mit Vorsicht zu genießen, da wird zu gerne geprotzt.

Solche Fälle finden wir auch bei den prominenten Kurzschläfern wie Napoleon, der zwar von 22 Uhr bis 7 Uhr geschlafen haben soll, aber mit einer Unterbrechung zwischen 2 und 5 Uhr, in der er arbeitete. Er schlief also höchstens 5 Stunden, meist weniger. Wenn aber gleichzeitig von Zeitgenossen berichtet wird, dass er tagsüber immer wieder eingeschlafen sei, war er wohl kein Kurzschläfer, er hat lediglich damit angegeben. Ähnlich Edison, der auch damit prahlte, mit wie wenig Schlaf er auskomme, aber wiederholt von Mitarbeitern im Büro schlafend vorgefunden wurde. Churchill war auch kein Kurzschläfer, selbst wenn er erst gegen 3 Uhr morgens schlafen ging und um 8 Uhr aufwachte, weil er tagsüber einen ausdehnten Mittagsschlaf von 2 Stunden hielt und diesen ausführlich lobte:

»Man muss zwischen Mittagessen und Abendessen einen Schlaf einlegen, … Denken Sie bloß nicht, dass Sie weniger Arbeit getan bekommen, weil Sie am Tag schlafen. Das ist eine dumme Vorstellung von Leuten, die kein Vorstellungsvermögen besitzen. Sie werden sogar fähiger sein, mehr zu bewerkstelligen.«

Auch heute gibt es nicht wenige Menschen, die sich damit hervortun, wie wenig Schlaf sie benötigen, um damit auf ihre vermeintliche Stärke hinzuweisen, in der irrigen Annahme, sie würden in der längeren Wachzeit mehr leisten. Meistens sind dies übrigens Männer, so wie Edmund Stoiber (4,5 Stunden) oder Rainer Werner Faßbinder (»Schlafen kann ich noch, wenn ich tot bin«; er starb mit 37 Jahren), aber auch Frauen wie Sabine Christiansen (4 Stunden). Letztere wurde diesbezüglich in der Presse (taz, 4.7.2004) zitiert:

> *»Die Deutschen schlafen zu lange. Eine Kuh beispielsweise kommt mit drei bis vier Stunden Schlaf am Tage aus. Ich auch.«*

Diese Aussage stellt nicht nur infrage, dass die Deutschen erwiesenermaßen eher Kurzschläfer sind, auch der Vergleich mit einer Kuh erscheint sehr gewagt. Also Vorsicht, wenn Menschen stolz erzählen, mit wie wenig Schlaf sie auskommen. Es gibt keinen Grund, damit zu prahlen, und weist nicht auf besondere Stärke hin, eher Dummheit. In solchen Fällen kann man gerne auf bekennende prominente Langschläfer wie Goethe und Einstein hinweisen, die etwa 10 Stunden pro Nacht schliefen. Beide waren ausgesprochen hellwache und produktive Persönlichkeiten.

> Damit zu prahlen, mit wie wenig Schlaf man auskommt, weist nicht auf besondere Stärke, sondern auf Dummheit hin.

Gelegentlich versuchen die Kurzschläfer, darauf hinzuweisen, dass sie im Gegensatz zu den Langschläfern geselliger, flexibler und erfolgreicher seien, ganz im Gegensatz zu den vermeintlich introvertierteren und schüchternen, aber immerhin kreativeren Langschläfern. Allerdings zeigen sich in der Zusammenfassung aller Studien keine Persönlichkeitsunterschiede zwischen beiden Gruppen.

Und natürlich gibt es Extremfälle, gerade bei den Kurzschläfern. Es soll einzelne Personen gegeben haben, die mit weniger als 3 Stunden Schlaf auskamen. Das alle diese Fälle aus Schottland kamen, mag ein Zufall sein.

Extremen Kurzschlaf kann es bei vielen Menschen auch schon einmal geben. Aber dann nur für wenige Nächte oder unter besonderen Bedingungen. Das wird meistens ohne besondere Beeinträchtigung verkraftet, aber nur für kurze Zeit.

Wenn nun langes Schlafen so positiv ist, könnte man meinen, je mehr, je besser. Aber das trifft nicht zu. Es gibt ein Zuviel, welches eher zur Beeinträchtigung der Gesundheit und Leistungsfähigkeit führt. Das goldene Mittelmaß scheint 7–8 Stunden zu sein, aber eben nicht für jeden. Da bleibt nur als Kriterium: Ich habe dann genügend geschlafen, wenn ich am Folgetag überwiegend ausgeschlafen bin. Egal wie lange ich geschlafen habe. Und ohnehin sollte man das Augenmerk nicht so sehr auf die Schlafdauer lenken, sondern eher auf die Schlafqualität.

> Für den Erholungswert des Schlafes ist vor allem die Qualität und nicht so sehr die Schlafdauer zuständig.

4 Woher weiß ich, ob ich schlafe?

Was sich so einfach anhört, ist es in Wirklichkeit gar nicht. Wir wissen aus unserer Erfahrung, dass die Einschlafdauer meist überschätzt und die Schlafdauer unterschätzt wird. Wir glauben häufig, dass wir länger zum Einschlafen benötigen und kürzer schlafen, als es tatsächlich der Fall ist. Das tun vor allem auch diejenigen, die unter Schlafstörungen leiden. Wir wissen meist recht gut, wie lange wir im Bett gelegen haben, können aber nur schlecht abschätzen, wie viel wir von dieser Zeit geschlafen haben.

> Die subjektive Beurteilung des Schlafes entspricht oft nicht dem tatsächlichen Schlaf.

Es gibt einen interessanten Unterschied zwischen Menschen, die keine Probleme mit dem Schlaf haben, und denjenigen, die mit dem Schlaf unzufrieden sind: Die Nicht-Schlafgestörten können ihre tatsächliche Schlafdauer genauer einschätzen und überschätzen gerne ihre Schlafqualität. Die

Schlafgestörten dagegen überschätzen ihre Einschlafdauer und unterschätzen ihre Gesamtschlafdauer. Werden Schlafgestörte nachts geweckt, so berichten sie wesentlich häufiger als gesunde Schläfer, wach gewesen zu sein. Während immerhin 30 % der Normalschläfer angeben, sie hätten nicht geschlafen, wenn wir sie aus dem Schlaf wecken, tun dies 80 % der Schlafgestörten. Wir gehen häufig davon aus, dass Schlafgestörte mit ihren Angaben zum Schlaf falschliegen, und zwar in Richtung »zu viel wach«. Was nicht heißen soll, dass diese Leute nicht tatsächlich Schlafstörungen hätten – sie werden aber tendenziell überbewertet. Dies kann so weit gehen, dass es sogar eine eigene Krankheitsdiagnose gibt: die »Fehlwahrnehmung des Schlafes« oder auch »Pseudoinsomnie«.

Ich hatte einen Patienten in unser Schlaflabor aufgenommen, der berichtete, seit Jahren nur 2 Stunden pro Nacht zu schlafen. Er habe aufgrund seiner Müdigkeit und mangelnder Leistungsfähigkeit am Tage auch schon einen beruflichen Abstieg hinnehmen müssen. Wir untersuchten seinen Schlaf im Schlaflabor und am Morgen sagte er, er habe meistens wach gelegen und Geräusche von anderen Stationen gehört. Wir zeigten ihm unsere Aufzeichnungen seines Schlafes, aus denen hervorging, dass er mit einigen Unterbrechungen 7 Stunden geschlafen hatte. Während dieser Zeit hatte er die Geräusche gehört. Es war aber ein gesunder Schlaf. Der Mann war beeindruckt und sah ein, dass seine Probleme am Tag nichts mit

Wir schlafen meistens mehr als wir glauben.

seinem Schlaf zu tun hatten. Wie sich herausstellte, litt er an einer körperlichen Erkrankung. Diagnose: Fehlwahrnehmung des Schlafs.

Aus der Behandlung von Ein- und Durchschlafstörungen wissen wir, dass sich nach einer erfolgreichen Therapie vor allem die subjektiven Einschätzungen gebessert haben, weniger die objektiven. Mit anderen Worten, auch wenn sich am Schlaf selbst kaum etwas gebessert hat, ist es offenbar wichtiger, dass der Patient eine Besserung empfindet.

Möglicherweise beschreiben viele Schlafgestörte in Wirklichkeit eher die Auswirkung eines gestörten Schlafes auf den Tag als ihren schlechten Schlaf selbst. Oder sie achten wegen ihrer Tagesmüdigkeit mehr auf Wachphasen im Schlaf oder überhaupt auf die Qualität ihres Schlafes. Der Tag kann also beeinträchtigt sein, ohne dass eine Schlafstörung vorliegt. Aber natürlich ist der Tag auch dann beeinträchtigt, wenn man schlecht geschlafen hat. Gelegentlich kann sogar der Schlaf gestört sein, ohne dass der Betreffende dies merkt, außer am Tage, wo er unter Tagesmüdigkeit leidet, wie zum Beispiel bei Schlaf-Apnoe-Patienten.

> Die Schlafqualität hängt zum großen Teil von der subjektiven Einschätzung ab.

Wovon hängt denn die Einschätzung des Schlafes ab?

Vor allem leichter Schlaf im Vergleich zu tieferem Schlaf wird häufiger als Wachzustand empfunden. Hauri und Olmstead konnten zeigen, dass die Einschlafdauer von gesunden Schläfern relativ genau geschätzt werden kann, aber Patienten mit einer Schlafstörung müssen mindestens 15 Minuten fest geschlafen haben, um zu sagen, dass sie eingeschlafen sind. Selbst bei kurzem Erwachen behaupten sie, dass sie überhaupt noch nicht eingeschlafen waren.

Dieser Zusammenhang zeigt sich auch bei der Schlafdauer. Wurden Schläfer nach 20 Minuten oder noch längerer Zeit aus ihrem Schlaf geweckt, gaben sie an, geschlafen zu haben. Hatten sie weniger als 20 Minuten geschlafen, behaupteten sie, wach gewesen zu sein. Selbst wenn die Schläfer schon deutlich länger schliefen, führten extrem kurze Wachphasen schon zu der Angabe, wach gewesen zu sein, wenn sie nicht schon wieder länger als 20 Minuten schliefen. Kurze Schlafphasen werden also nicht als solche wahrgenommen.

Vielleicht wird der Schlaf ja aufgrund anderer Kriterien und nicht nach der Qualität des Schlafes selbst beurteilt. Ein solches Kriterium könnte das Ausmaß der inneren Anspannung sein. Bin ich angespannt, unruhig oder voller Gedanken, dann habe ich nicht geschlafen, sondern war wach – egal, ob ich in Wirklichkeit geschlafen habe oder nicht. Hierfür sprechen viele Befunde, die zeigen, dass schlechte Schläfer einen schnelleren Puls habe, sich mehr bewegen, mehr Angst haben und häufiger grübeln. Viele andere Untersuchungen zeigen, dass der momentane Grad der körperlichen und geistigen »Aktiviert-

> Bin ich angespannt, dann glaube ich, nicht geschlafen zu haben, auch wenn ich geschlafen habe.

heit« ausschlaggebend dafür ist, ob ich meinen Zustand als Wachsein oder Schlaf bezeichne, nicht der tatsächlich gemessenen Schlaf. Schlaf ist auch bei höherer Aktivierung möglich.

Hinzu kommt, dass wir auch in leichteren Schlafphasen träumen, aber den Trauminhalt mit aktivem Denken verwechseln. Die »trockenen Träume« des NREM-Schlafes werden mit Denken verwechselt. Dann habe ich nicht geschlafen, weil ich doch gerade gedacht habe – falsch geraten (siehe Kapitel 1: Was ist Schlaf?).

Bei der Einschätzung des Schlafes bewerten Menschen häufig weniger den Schlaf als vielmehr die Aufwachperioden, und diese werden überschätzt. Sicherlich auch, weil wir nachts eine andere Zeitwahrnehmung haben als am Tage. Unsere biologischen Rhythmen und Monotonie und Reizarmut der Nacht tragen hierzu bei. Wir können nächtliches Wachliegen von 15 Minuten leicht auf eine Stunde einschätzen. Dann glauben wir, länger wach gelegen zu haben.

Ich kann üben, meinen Schlaf besser zu beurteilen.

Schlaf wird als Schlaf beurteilt, wenn wir relativ entspannt sind und uns an den vorhergehenden Zeitraum nicht erinnern können, weil wir einige Zeit gut geschlafen haben. Den Schlaf selbst können wir nicht wahrnehmen, woran auch? Nur wann wir wach sind, können wir einschätzen, verschätzen uns dabei aber häufig.

Kann ich üben, meinen Schlaf besser zu beurteilen? Ja, das geht, und zwar durch Selbstbeobachtung. In einer Untersuchung von Knab und Engel gaben schlechte Schläfer an, 80

Minuten zum Einschlafen zu benötigen. Nachdem sie eine Woche lang ein Schlafprotokoll geführt hatten, wurden daraus 30 Minuten, obwohl sie sonst nichts verändert hatten. Dieser Wert lag näher an der tatsächlichen Einschlafdauer. Außerdem hilft es, sich bewusst zu machen, dass wir den Schlaf nicht wahrnehmen können und grundsätzlich dazu neigen, ihn zu unterschätzen.

5 Das Erwachen

MORGENWONNE

Ich bin so knallvergnügt erwacht.
Ich klatsche meine Hüften
Das Wasser lockt, die Seife lacht.
Es dürstet mich nach Lüften.
Aus meiner tiefsten Seele zieht
Mit Nasenflügelbeben
Ein ungeheurer Appetit
Nach Frühstück und nach Leben.

Joachim Ringelnatz

Kommt Ihnen das vertraut vor? Wenn nicht, keine Sorge. Nicht jedem ist es vergönnt, den Morgen so zu begrüßen. Anderen kommt morgens eher die Einsicht, dass der Begriff »Morgengrauen« wirklich eine doppelte Bedeutung besitzt. Nun, im ersten Fall gehört man zu den »Lerchen«, den Morgentypen, und im zweiten Fall zu den »Eulen«, den Abendtypen. Diese Chronotypen sind erst einmal völlig normal. Apropos normal: Der durchschnittliche Deutsche steht morgens um 6:18 Uhr auf.

Genau genommen findet das Aufwachen bereits während des Schlafes statt. Nach 4–5 Stunden Schlaf erreichen wir keinen Tiefschlaf mehr und befinden uns nur noch in leichteren Schlafphasen. Somit beginnt das Erwachen bereits ab 3 oder 4 Uhr nachts. Von da an wechseln wir nur noch zwischen dem hochaktiven Traumschlaf (REM-Schlaf) und den Leichtschlafstadien.

Aber schon während der ganzen Nacht findet ein regelmäßiges Erwachen statt. Dieses nächtliche Erwachen ist so kurz (unter 3 Minuten), dass die meisten sich daran nicht erinnern. Und es ist völlig normal. Wahrscheinlich ein Erbe aus vergangenen Zeiten, als wir noch in der Savanne schliefen und es überlebenswichtig war, hin und wieder zu kontrollieren, ob sich keine tierischen der menschlichen Feinde näherten. Wir sind hierbei übrigens so wach, dass wir uns mit dem Partner unterhalten können oder Dinge tun, was wir aber alles wieder vergessen, wenn wir bald wieder einschlafen. Erst wenn wir lang genug wach gelegen haben, können wir uns auch an Ereignisse der Nacht erinnern.

> Es ist völlig normal, nachts mehrfach zu erwachen, meist vergessen wir es.

Dies betrifft im Übrigen auch unsere Träume. Wir können uns nur dann an Träume erinnern, wenn wir aus ihnen erwachen und dann lang genug wach sind, um diese Ereignisse in unser Langzeitgedächtnis zu transportieren. Schlafstörungen entstehen übrigens erst, wenn wir nicht wieder einschlafen können, zum Beispiel weil wir uns darüber ärgern, wach geworden zu sein, nicht wissend, dass dies völlig normal ist. Also hübsch gelassen mit dem nächtlichen Erwachen umgehen.

Das eigentliche und endgültige morgendliche Erwachen ist eine langsame Wiedererlangung unseres »Tagesbewusstseins«. In dieser Phase sind wir körperlich und geistig noch nicht leistungsfähig. Dieses »Zu-sich-Kommen« wird in der Schlafmedizin als »Schlaftrunkenheit« bezeichnet. Der Körper und unser Geist brauchen einfach einige Zeit, bis sie wieder wach sind.

Und das hängt zum einen mit unserem biologischen Rhythmus zusammen, unserer Inneren Uhr, die uns immer zur gleichen Zeit erwachen lässt, unabhängig davon, wann wir zu Bett gegangen sind. Dann beeinflusst der bereits genannte Chronotyp unser morgendliches Erwachen. Natürlich ist das Erwachen ein Problem, wenn ich wirklich schlecht geschlafen habe. Weiterhin spielt die morgendliche Helligkeit eine Rolle, die als Störfaktor für den Schlaf ein Erwachen hervorruft. Und natürlich die vergangene Schlafdauer, irgendwann wird jeder wach. Nicht zu vergessen die zunehmenden Geräusche des Tages und – der Wecker.

> Ob ich leicht oder schwer erwache, hängt auch vom Zeitpunkt des Erwachens im Schlafzyklus ab.

Aber die wohl wichtigste Ursache für schnelles oder mühevolles Erwachen ist der Zeitpunkt im Schlafzyklus, anders ausgedrückt, aus welchem Schlafstadium wir erwachen. Aus dem Traumschlaf heraus werden wir relativ rasch wach und sind voll funktionstüchtig. Klingelt der Wecker jedoch in einem tieferen Schlafstadium, benötigen wir einige Zeit, um wach zu werden, und sind in dieser Phase im Zustand der Schlaftrunkenheit.

Der Wechsel dieser Schlafstadien erfolgt im 90-Minuten-Rhythmus. Eine Bewertung des Schlafes sollte nicht unmittelbar nach dem Erwachen erfolgen, da dann nur das Schlafstadium, aus dem wir erwachen, bewertet wird und nicht die ganze Nacht. Diese Frage lässt sich erst im Laufe des Tages beantworten, nämlich dann, wenn wir tagsüber überwiegend fit sind.

Der Wechsel der Schlafstadien erfolgt im 90-Minuten-Rhythmus.

Das morgendliche Erwachen fällt uns leichter, wenn dies zum richtigen Zeitpunkt erfolgt. Da wir uns in den leichteren Schlafphasen häufiger bewegen und diese Bewegungen leicht messbar sind, können sogenannte »Schlafphasenwecker« oder »sleep-apps« durchaus sinnvoll sein. Ansonsten sollte man versuchen, den günstigsten Aufwachzeitpunkt durch zeitliches Verschieben herauszufinden. Manchmal fällt uns sogar ein früheres Erwachen leichter. Ein biologischer Wecker ist auch helles Licht. Es gibt ja sogar Lichtwecker, die dieses ausnutzen.

Aber nicht jedem werden diese Tipps helfen. Einem eingefleischten Abendtypen, auch Morgenmuffel genannt, bleibt nichts anderes übrig, als dieses Übel zu akzeptieren und sich damit zu trösten, dass man nicht der Einzige ist:

Dies frühzeitige Aufstehen macht einen ganz blödsinnig.
Der Mensch muss seinen Schlaf haben.

Franz Kafka

6 Das Bett

Es ist die eigentliche Grundlage unseres Schlafes – das Bett. Leider wird ihm recht wenig Aufmerksamkeit geschenkt, und manch Schlafgestörter denkt: Wenn es nur das wäre! Aber gerade bei Schlafgestörten spielen Lattenrost, Matratze, Zudecke und Kopfkissen eine größere Rolle als bei Schlafgesunden.

Jedoch gleich vorneweg: Das ideale Bett gibt es nicht. Worauf der eine gut liegt, damit hat der andere Probleme. Also muss sich jeder sein eigenes Bett suchen. Nur groß genug sollte es sein: 30 bis 40 Zentimeter länger, als man selbst ist, und 100 cm breit. Übrigens ist ein Bett nicht nur ein Bett, sondern es besteht aus Unterfederung, Matratze, Oberbett und Kissen, und das Ganze wird professioneller »Liegesystem« genannt.

Das ideale Bett gibt es nicht.

Leider ist das Wissen um diese Grundlagen des Schlafens bei den Schlafexperten sehr gering, und die Bettexperten wissen wiederum nicht sehr viel über den Schlaf. Sie beurteilen das Bett eher nach orthopädischen Gesichtspunkten. Neben diesen orthopädischen Aspekten, die natürlich auch wichtig sind, geht die Schlafmedizin von zwei wichtigen Kriterien für das Liegesystem aus: 1) Wir bewegen uns im Schlaf und drehen uns. 2) Die Regulation der Körpertemperatur im Schlaf ist wichtig für die Schlafqualität.

So ungefähr 20- bis 60-mal bewegen wir uns im Schlaf, beim Einschlafen und Wiedereinschlafen, in den Traumschlafphasen. Und gerade hier hätten Einschränkungen schnell einen störenden Einfluss, da wir dann ja ohnehin kurz wach oder fast wach sind. Deswegen müssen wir uns ungestört drehen und wenden können. Dies dient unserer Hautdurchblutung, denn wenn wir immer auf der gleichen Stelle liegen, wird sie dort beeinträchtigt, und es können Schmerzen auftreten. Außerdem benötigt unsere Muskulatur Abwechslung: Wir können nicht immer nur mit angespannter Bauchmuskulatur auf dem Rücken liegen, sondern müssen auch einmal die entspanntere Seitenlage einnehmen. Und schließlich unterstützen Bewegungen (zum Beispiel das Herausstrecken von Armen oder Beinen) auch die körpereigene Temperaturregulation. Zu behaupten, bei einem guten Schlaf würden wir uns nicht bewegen, ist falsch. Allerdings können sehr viele Bewegungen auf einen gestörten Schlaf hinweisen, dann müsste es aber schon deutlich über 60-mal sein. Das bedeutet, dass das Liegesystem unsere Bewegungsfreiheit nicht stören darf. Wer kennt es nicht von seinem Frankreich-Aufenthalt: Man wird geradezu wahnsinnig,

> Wir müssen uns nachts ungestört im Bett drehen und wenden können.

wenn man beim Ins-Bett-Steigen im Hotel merkt, dass das obere Betttuch am Fußende eingeschlagen ist. Sofort frei machen, lautet da die Devise.

Das Deckbett sollte möglichst leicht sein, aber groß genug, damit wir uns bei unseren Bewegungen nicht »frei strampeln«. Auch eine gute Matratze sollte diese Bewegungen ermöglichen. Weiche Matratzen sind immer schlecht. Zu hart dürfen Matratzen aber auch nicht sein, sonst führt dies zu Schmerzen an den Auflagepunkten unseres Körpers, da sich die harte Matratze nicht anpasst. Eine Matratze soll nachgeben, aber auch unterstützen, wo es unsere Körperform wünscht. Eine Schwierigkeit ergibt sich durch unsere wechselnde Schlafhaltung: mal Seite, mal Rücken, selten Bauch. In diesen verschiedenen Positionen muss mal die Schulter einsinken (Seitenlage), mal das Gesäß (Rückenlage). In der Rückenlage soll die Matratze der Form unserer Wirbelsäule folgen (geschwungenes S), in Seitenlage muss die Wirbelsäule eine horizontale Gerade darstellen. Diese gemeinsame Betrachtung von schlafmedizinischen und orthopädischen Gesichtspunkten führt zu der Schlussfolgerung, dass eine Matratze vor allem »punktelastisch« sein soll. Auf einen Punkt bezogen elastisch, ansonsten eher hart. Testen kann man dies, indem mit der Faust fest in die Matratze gedrückt wird – nur an dieser Stelle soll sie nachgeben.

> Während des Schlafes sinkt unsere Körperkerntemperatur ab.

Ein weiterer wichtiger Aspekt ist der oben erwähnte zweite Punkt der Temperaturregulation. Während des

Schlafes sinkt unsere Körperkerntemperatur ab. Dies muss ungehindert erfolgen können, sonst kommt es zu Störungen des Schlafes, ohne dass wir die Ursache erkennen. Der Abfall der Körpertemperatur erfolgt über eine Wärmeabfuhr, die durch unseren Blutkreislauf zustande kommt und die Wärme an die Haut abführt. Die Körpertemperatur sinkt, weil die Wärme aus dem Körperinneren an die Haut abgeführt wird, woraufhin die Hauttemperatur ansteigt. Die Haut ist unser Kühler und kann sich so weit erwärmen, dass wir schwitzen. Dieser Prozess läuft bis gegen 3 Uhr nachts ab. Dann haben wir unser Temperaturminimum erreicht, und die Körperkerntemperatur steigt wieder an. Jetzt ist die Haut nicht mehr der Kühler im Gegenteil, wir frieren leicht.

Das bedeutet, dass unser nächtliches Schwitzen ein Versuch unseres Körpers ist, den Körperkern abzukühlen, wodurch seine Aktivität reduziert wird. Dann können wir erholsam schlafen. Schwitzen tun wir alle mehr oder weniger im Schlaf, so ungefähr einen halben Liter pro Nacht. Die Feuchtigkeit muss von den umliegenden Materialien aufgenommen und abgeführt werden. Zu 80 % erfolgt dies über das Deckbett, aber auch die Matratze muss diese Fähigkeiten besitzen, sonst würden wir morgens in einem nassen Sack erwachen. Und wer will das schon? Mithin wäre eine weitere Forderung an die Matratze, dass sie Feuchtigkeit aufnehmen und schnell abgeben soll. Das kann nicht jede Matratze.

Es gibt Federkernmatratzen, Taschenfederkernmatratzen, Latexmatratzen, Kaltschaumstoffmatratzen, Heißschaumstoffmatratzen, Naturmatratzen, Wasserbetten und Futons. Vorteile haben sie fast alle, aber auch Nachteile. Überholt sind die Federkernmatratzen wegen ihrer fehlenden Punktelastizität; die besitzt aber die Taschenfederkernmatratze. Die Naturmatratzen können recht hart sein und die Wasserbetten führen keine Feuchtigkeit ab. Außerdem können Sie ein Heizsystem besitzen, welches im Laufe der Nacht die körpereigene Temperaturregulation stört. Futons sind hart und können Feuchtigkeit schlecht abgeben. Lassen Sie sich von Fachleuten beraten, zumindest bezüglich der orthopädischen Eigenschaften. Übrigens sollte der Matratzenbezug elastisch sein - am besten aus Baumwolle.

Matratzen werden durch die Unterfederung unterstützt. Zu empfehlen sind entweder Lattenroste (oder Kunststoffteller) mit einstellbaren Hüft- und Schulterbereichen (Mehrzonenlattenrost) und verstellbarem Kopf- und Fußteil oder aber übereinanderliegende separate Matratzen. Die Unterfederung soll die Eigenschaft der Matratze unterstützen.

Das Deckbett, die Bettdecke, soll isolieren, Feuchtigkeit aufnehmen und abgeben und möglichst leicht sein. Vor allem sie gestaltet das Mikroklima, in dem wir liegen. Die Temperatur und die Luftfeuchtigkeit müssen stimmen. Da sind entweder Kunststoffe oder hochwertige Daunen gefragt. Auch wenn viele glauben, dass hier die Gänsedaune Nachteile hätte - im Gegenteil. Bei ökologisch veredelten Daunen und Federn ist der Feuchtabtransport geregelt, und durch eine besondere Milbendichtigkeit der Zudecke werden selbst Allergiker und

> Die Bettdecke soll isolieren, Feuchtigkeit aufnehmen und abgeben und möglichst leicht sein.

Asthmatiker nicht mehr geplagt. Im Winter benötigen wir ein wärmeres Deckbett als im Sommer. Also wechseln.

Das Kissen ist und bleibt ein Problem. Es sollte nicht zu prall, aber auch nicht zu weich sein. Als grobe Richtlinie für die Größe gilt: 40 mal 80 Zentimeter. Durch Einlegeplatten kann bei bestimmten Kissen die Höhe verändert werden. Das Kissen soll in Rückenlage den Nackenbereich, aber ebenso die Schulter stützen. In Seitenlage nur den Kopf. Vorgeformte Kissen, manche wie »Würste«, sind nicht für jeden geeignet. Am besten selbst ausprobieren wir können uns das Kissen im Halbschlaf je nach Bedarf »zurechtwurschteln«.

Da wir vor allem am Kopf schwitzen, ist das Material sehr wichtig. Hier hat sich gezeigt, dass ein mit Daunen und Federn gefülltes Kissen eine sehr gute Körperanpassung bietet. Dieses hat noch den mikroklimatischen Vorteil, den Kopf- und Nackenschweiß bestens abzutransportieren. Solche Kissen können leicht in einer Waschmaschine gereinigt werden. Ich kenne viele, die ihr einmal gefundenes »Idealkissen« auf Reisen mitnehmen. Möglicherweise übernimmt das Kissen ja auch die Funktion einer »Schmusedecke«. Es gibt jetzt handlich verpackte Reisebettwaren (Zudecke, Kissen, Matratzenabdeckung). So schlafen Sie auf Reisen immer in »Ihrem« Bett. Find ich gut.

Nicht vergessen: Regelmäßiges Lüften, Bürsten, Klopfen und Wenden von Matratze, Oberbett und Kissen ist wichtig! Sie ahnen ja nicht, was für ein Eigenleben sich sonst im Bett entwickelt. Hautreste dienen als Nahrung für den Milbenzoo. Sie schlafen dann nicht mehr alleine. Alle acht bis zehn Jahre sollte eine neue Matratze her.

Nacktschlafen? Wir schwitzen alle im Schlaf. Und das ist ein Argument für Pyjama oder Nachthemd. Einfach hygienischer. Außerdem schützen wir uns dadurch vor Unterkühlung und Muskelverspannungen. Vor allem im Nacken- und Schulterbereich. Deswegen würde ich vorschlagen, sich diesbezüglich nicht nach Marilyn Monroe zu richten, die auf die Frage, was sie nachts anziehe, antwortete: Einen Hauch von Chanel No 5.

7 Ernährung und Schlaf

Wer will leben lang gesund,
der nehme nicht zu voll den Mund.

Zu Mittag gutes Mahl und Abendtisch nur schmal.

Speisest Du wenig zur Nacht, süßer Schlummer dir lacht.

Langes Abendbrot macht dem Magen große Not.

Ernährung und Schlaf sind lebensnotwendig. Wie passen die beiden eigentlich zusammen?

Während wir schlafen, ist unser Verdauungssystem hochaktiv, auch wenn in manchen Ratgebern steht, unsere Verdauung würde nachts schlafen – im Gegenteil. Unser parasympathisches System sorgt dafür, dass nachts unsere Aktivitätszentren, die für die Auseinandersetzung mit der Umwelt zuständig sind, abschalten und die nach innen gerichteten Aktivitäten dafür hochschalten können.

> Während wir schlafen, ist unser Verdauungssystem hochaktiv.

Wenn wir schlafen, ist somit ein wichtiger Teil der Verdauung aktiv und sollte nicht gestört werden.

Bei den Verdauungsvorgängen unterscheidet man zwei wichtige Abläufe: eine digestive Aktivität (auch postprandial genannt), die direkt an die Nahrungsaufnahme gebunden ist, und eine interdigestive Aktivität, welche einen rhythmischen Verlauf hat und vor allem in der Nacht auftritt. Diese möchte ich Langzeitverdauung nennen. Diese Aktivitäten betreffen sowohl die motorische wie auch die sekretorische Funktion der Verdauung.

Die Langzeitverdauung ist vor allem im Schlaf tätig, während der Magen weniger aktiv ist und der Darm arbeitet. Wenn wir etwas essen, setzt sofort die digestive Verdauung des oberen Verdauungstraktes und des Dünndarms ein, und die Langzeitverdauung wird für mehrere Stunden unterbrochen. Mit anderen Worten: Essen am Abend oder in der Nacht unterbricht unsere Langzeitverdauung.

Aber wie wirkt denn unser Abendessen auf den Schlaf? Fast jeder weiß: Esse ich abends noch spät und viel, dann ist es um die gute Nacht geschehen. Damit haben wir schon einmal einen wichtigen Hinweis auf ein »schlaffreundliches« Essen: eher früh und leicht. Was heißt früh? Da möchte ich an ein altes Sprichwort erinnern: »Nach 18 Uhr nicht Grünes mehr.« Auf das »Grüne« kommen wir noch zu sprechen. Aus den USA kam die frohe Kunde vom »dinner canceling«, was eigentlich nicht bedeutet, das Abendessen zu streichen, son-

Ein »schlaffreundliches« Abendessen: früh und leicht.

dern früher am Abend zu essen, so um 16 bis 17 Uhr. Aber neu ist das »Abendessen um fünf, zu Bett um neun« nicht. Und in den kleinen Tiroler Bergtälern nimmt man nach alter Sitte noch heute um 17 Uhr sein Abendbrot ein. Übrigens dient das frühe Abendbrot auch der Gewichtsabnahme und es garantiert einen erholsamen Schlaf.

Meine Empfehlung: Nehmen Sie das Abendbrot um 18 Uhr ein. Lässt das der Tagesablauf nicht zu, dann so früh wie möglich.

Jetzt zum zweiten Punkt: Was soll ich abends essen? Empfehlungen hierzu gibt es viele. Wir kennen das ja schon vom alten Spruch: »Morgens wie ein Kaiser, mittags wie ein König und abends wie ein Bettelmann.« Der wichtigste Grundsatz lautet: wenig, leichte, warme Kost.

Ich weiß, dass Ratschläge dieser Art oft etwas geringschätzig abgetan werden. Aber bitte denken Sie daran, dass es meistens die kleinen, alltäglichen Dinge sind, die über unser Wohlbefinden entscheiden. Viele meiner Patienten, die sich zu einer Änderung ihrer Essgewohnheiten entschließen konnten, waren überrascht, welchen Einfluss diese Ratschläge auf ihren Schlaf hatten.

Nun ist schweres Essen eigentlich immer falsch, egal ob morgens, mittags oder abends; aber wenn wir hier vom erholsamen Schlaf sprechen, beschränken wir uns auf das Abendessen. Es ist zwar durch Studien belegt, dass kohlehydratreiches und hochkalorisches Essen müde macht; aber müde ist nicht gleich schläfrig. Nach einem schweren Essen sind wir offenbar so ermattet, dass der Schlaf in seiner »Arbeit« gestört wird; und dann kann er nicht kommen – der erholsame Schlaf.

Die Wissenschaft spricht sich für eine kohlehydratreiche und fettarme Mahlzeit aus. Diese verkürzt die Einschlafdauer, sorgt für mehr Tiefschlaf und reduziert den REM-Schlaf. Leider gibt es auch widersprüchliche Angaben zum Einfluss des Essens auf den Schlaf, sodass letztendlich unsicher bleibt, ob es wirklich kohlehydratreich sein soll. So empfiehlt ein derzeitiger Bestseller zum Thema Gewichtsabnahme, abends eiweißreich zu essen.

Auf jeden Fall ist am wichtigsten, abends nur wenig bzw. Leichtverdauliches zu sich zu nehmen.

Zum Thema »wenig«: Studien haben übereinstimmend gezeigt, dass Fasten zu einer deutlichen Verbesserung des Schlafes führt. Diese Wirkung ist aber nur bei Fastenkuren über wenige Tage zu finden; danach zeigt sich ein umgekehrter Effekt: Längeres Fasten verschlechtert den Schlaf. Offenbar reagiert der Organismus auf die fehlende Nahrung mit einer erhöhten Aktivität, eben um nach Nahrung zu suchen – ein für das Überleben sinnvoller Mechanismus.

Zu wenig Nahrung kann am Abend oder in der Nacht zu einem »Unterzucker« führen. Dies kann zur Folge haben, dass Unruhe auftritt und man nicht schlafen kann. Das sollte verhindert werden, zum Beispiel durch die Einnahme von kleineren Nahrungsmengen oder Schokolade, die ja auch noch einen zumindest leicht antidepressiven Effekt hat. Diese Wirkung ist in der Nachtzeit durchaus sinnvoll.

> Die nächtliche Ausschüttung des Hormons Leptin täuscht Sättigung vor.

Die Nacht ist circa 8 Stunden lang und normalerweise verspüren wir in dieser Zeit keinen Hunger. Wie kommt das? Schließlich essen wir tagsüber in einem 4- bis 5-Stunden-Rhythmus. Die Ursache liegt in der nächtlichen Ausschüttung eines Hormons, des Leptins, welches Sättigung signalisiert. Das Hormon teilt unserem Gehirn mit, dass kein Energiebedarf besteht, und reduziert den Wunsch nach Nahrungszufuhr. Sehr sinnvoll, damit wir durchschlafen können, ohne vor Hunger aufzuwachen. Diskutiert wird, ob Schlafgestörte an Gewicht zunehmen, da die fehlende nächtliche Ausschüttung von Leptin zu Hunger und damit zur Nahrungszufuhr führt. Wissenschaftliche Studien kamen zu dem Ergebnis, dass Schlafmangel aufgrund des fehlenden Leptins zu Übergewicht führt. Mein Problem bei diesem Ergebnis ist, dass meine Insomniker, da ja alle angeben, zu wenig zu schlafen, eher untergewichtig sind. Ich führe das darauf zurück, dass das Leben oftmals komplizierter ist, als die Wissenschaft es darstellen kann. Insomniker stehen unter Stress und der erhöhte Energieumsatz bei diesen Menschen führt eher zu Untergewicht – trotz fehlendem Leptin.

Meine dringende Empfehlung: Essen Sie abends etwas Warmes.

Leichte Kost ist am Abend sinnvoll, um den Schlaf und die während des Schlafes stattfindende Verdauung nicht zu stören. Leicht verdaulich und ohnehin gesund ist warme Nahrung. Daher meine dringende Empfehlung, abends etwas Warmes zu essen. Erstens ist es leichter verdaulich, zweitens wirkt die Wärme entspannend. Wichtig ist, Blähendes, Fettes oder Scharfes zu meiden.

Rohkost ist schwer verdaulich und sollte somit am Abend nicht mehr gegessen werden, egal, ob Salate oder Obst. Natürlich gibt es Ausnahmen. Beim Obst zum Beispiel die Banane, gegen die nichts einzuwenden ist. Und damit sind wir wieder bei Großmuttern: »Nach 18 Uhr nichts Grünes mehr.«

8 Der Schönheitsschlaf

Mit dem Begriff »Schönheit« beschäftigt sich wissenschaftlich in erster Linie die philosophische Disziplin der Ästhetik. Aber auch Natur- und Geisteswissenschaften fragen sich, was Schönheit ist, denn diese Wertvorstellung unterliegt gesellschaftlichen Konventionen.

So gibt es Schönheitsideale, die von Land zu Land und im Lauf der Zeit sehr unterschiedlich sein können. Früher galt einmal ein Doppelkinn als sexuell attraktiv, etwas, was heute kaum einer verstehen mag.

Aber jeder von uns hat meistens bestimmte Vorstellungen davon, was er als schön empfindet, es ist auf jeden Fall etwas, das einen angenehmen Eindruck hinterlässt, aber auch etwas Besonderes ist. Wenn wir von »Schönheitsideal« sprechen, beziehen wir uns meistens auf das Aussehen des menschlichen Körpers und sein Gesicht. Von Bedeutung ist hierbei die Makellosigkeit und Straffheit der Haut, Symmetrie und ein eher jugendliches und schlankes Aussehen, eher sportlich wirkend.

Das alles setzt Gesundheit voraus, einen erholten Körper und Geist. Da aber der Alltag an uns Anforderungen stellt, die an unseren Kräften zehren, kommt unseren Ruhephasen eine besondere Bedeutung zu, um unser Aussehen als »angenehm« zu erhalten. Wobei eine reine passive Ruhephase wohl nicht die Anforderungen erfüllen kann, die ein ermüdeter, verbrauchter Körper und erschöpfter Geist benötigen, um wieder zur alten Spannkraft und Ausstrahlung zurückzufinden. Da sind wohl eher aktive Prozesse gefragt und damit sind wir beim Schlaf. Denn unser Schlaf ist kein eigentlicher Ruhezustand. Im Schlaf laufen so viele aktive Erholungsprozesse ab, dass der Schlaf als eine andere Form des Wachseins betrachtet werden muss. Im Schlaf ist das Gehirn zeitweilig so aktiv wie im Wachzustand. Diese Aktivitäten sind nicht nur erforderlich, um am nächsten Tag wieder wach und leistungsfähig zu sein, sondern sie haben auch entscheidenden Einfluss auf unsere Gesundheit und somit auf unser Aussehen überhaupt. Wir bauen jede Sekunde zehn Millionen Körperzellen ab und die müssen wieder aufgebaut werden. Das ist pure Arbeit und findet im Schlaf statt. Je älter wir werden, umso langsamer verlaufen diese Prozesse. Gerade in neueren Studien konnte gezeigt werden, dass der Schlaf nicht nur ein Spiegelbild unseres Alterungsprozesses ist, sondern auch für unser Aussehen eine wichtige Rolle spielt.

Ausreichender Schlaf trägt zu unserem Erscheinungsbild bei und kann durchaus als „Schönheitsschlaf" bezeichnet werden.

Hormone

Die Ursache für diesen Zusammenhang des Schlafes mit dem Aussehen liegt in den aktiven Erholungsvorgängen, die im Schlaf durchgeführt werden. An erster Stelle sind die Hormonausschüttungen zu nennen, die nur im Schlaf ablaufen, und hier ist das sogenannte Wachstumshormon, auch Human Growth Hormon (HGH), für unsere Betrachtungen von Bedeutung. Dieses wichtige Hormon wird nur im Tiefschlaf ausgeschüttet, einer Schlafphase, die in den ersten 4–5 Stunden des Schlafes auftritt. Der Tiefschlaf ist der wichtigste Wachstumshormon-Produzent. Darin liegt sicher eine der zentralen Bedeutungen des erholsamen Schlafes. Tiefschlaf ist für Wachstum und Zellerneuerung zuständig und eine durch ungenügenden Schlaf verringerte Ausschüttung dieses Hormons führt zu verringertem Wachstum und Regeneration und hat somit Auswirkungen auf unser Aussehen. Weniger Wachstumshormon ist zuständig für dünnere Haut und damit verstärkte Faltenbildung. Das Hautwachstum insgesamt wird durch das Wachstumshormon gefördert, ebenso wie das Wachstum der Haare. Aus diesem Grund ist bei Männern die morgendliche Rasur sinnvoll, da auch die Barthaare vor allem während des Schlafes wachsen. Die Bedeutung für die Haut

> Die aktiven Erholungsvorgänge im Schlaf, vor allem Hormonausschüttungen und Entspannung, tragen zum Schönheitsschlaf bei.

ist auch zu erkennen bei dem Befund, dass Wachstumshormon für die Wundheilung wichtig ist.

Weiterhin verändert ein Mangel an diesem Hormon die Zusammensetzung unseres Körpers mit weniger Muskelmasse und mehr Fettgewebe. Der Mangel erhöht das Gesamtcholesterin mit mehr LDL-Anteil und verringertem HDL. So kann das Wachstumshormon als Fettkiller angesehen werden. Außerdem reduziert sein Mangel die Muskelkraft und Knochenmasse. Mit der nächtlichen Ausschüttung des Wachstumshormons beginnt in unserem Körper eine Phase der Erholung, des Wachstums und der Erneuerung.

Entspannung

Ein weiter wichtiger Vorgang, der eine Verbindung von Schlaf und Erscheinungsbild aufzeigt, ist die Entspannung, die mit dem Schlaf einhergeht. Entspannung der Muskulatur führt zu einer Erweiterung der Blutgefäße und damit zum besseren Transport von Nährstoffen und Energieträgern. Die Entspannung erzielt eine bessere Durchblutung, glattere Haut, weniger Faltenbildung und damit ein jüngeres Aussehen. Außerdem wirkt ein entspanntes Gesicht frischer und gesünder als ein durch Verspannung gekennzeichneter Gesichtsausdruck.

Übergewicht

Erholsamer Schlaf hat noch weitere, für die Gesundheit positive Auswirkungen, die offensichtlich auch für das Erscheinungsbild von Bedeutung sind. Schlafen macht eine gute Figur, denn im Schlaf wird das Hormon Leptin produziert, das für die Sättigung verantwortlich ist. Die Ausschüttung des Hormons Ghrelin, das Hungergefühle auslöst, wird dagegen unterdrückt. Schlafen wir zu wenig, steigt der Ghrelin-Spiegel an, während Leptin fehlt. Übergewicht ist die Folge.

Immunsystem

Schlafen stärkt unser Immunsystem und damit sind wir besser gerüstet im täglichen Kampf gegen Viren, Bakterien und andere schädlichen Einflussfaktoren. Auch das ist eine wichtige Stütze für unser Aussehen. Der Begriff des »Sich-gesund-Schlafens« hat durchaus seine Berechtigung und ein gesunder Mensch wirkt vitaler und sieht besser aus.

Geistige Fitness

Im weitesten Sinne haben ebenso unsere geistigen Fähigkeiten mit Schönheit zu tun, sozusagen mit unserer »inneren Schönheit«, die nach außen strahlt, wenn auch nicht bei jedem. Während wir schlafen, wird zuvor Erlerntes genauso wie beim Lernen weiter durch die Bahnen des Gehirns geleitet und dadurch im Gedächtnis verfestigt. Zu wenig Schlaf stört diesen Speichervorgang, wir vergessen Gelerntes leichter wieder. Außerdem versucht das Gehirn sogar im Schlaf, ungelöste Fragen zu beantworten. Vielleicht kennen Sie dieses Phänomen: Sie gehen mit einem Problem ins Bett und wachen morgens mit der Lösung auf.

Das Gehirn versucht sogar im Schlaf, ungelöste Fragen zu beantworten.

Stimmung

Unbestritten ist, dass unsere Stimmung auch von außen zu erkennen ist. Eine gute Stimmung ist für die Umgebung spürbar, wirkt ansteckend und wird fast immer als positiv empfunden – sofern gewisse Grenzen nicht überschritten werden. Und auch hier ist erholsamer Schlaf von großer Bedeutung. Ausreichender Schlaf schlägt sich auf Dauer auf die Befindlichkeit nieder. Wer zu wenig schläft, hat eine gedrücktere Stimmung und geht ein deutliches Risiko ein, depressiv zu erkranken. So weit muss es gar nicht kommen, aber ein gedrückter Ausdruck wird meist als »unschön« empfunden und löst höchstens Mitleid aus.

Unabhängig davon, ob wir Wert auf Schönheit legen und was wir bei uns und anderen als Schönheit empfinden, sollte jeder darauf achten, genügend erholsamen Schlaf zu erhalten. Nur im regelmäßigen Wechsel zwischen Anspannung und Entspannung bleiben wir gesund, fit und jung. Die wichtigste Hilfe hierbei sind wir selbst und unsere Pflege einer persönlichen Schlafkultur, die Schlaf zu dem macht, was er auch ist: Genuss und Wohlbefinden.

Nur im regelmäßigen Wechsel zwischen Anspannung und Entspannung bleiben wir gesund, fit und jung.

9

Der Ammenschlaf

Kaum einer kennt ihn noch, den Ammenschlaf. Möglicherweise deswegen, weil die Amme zu den aussterbenden Gattungen gehört, das aber übrigens erst seit 80 Jahren. Die letzte Amme wurde 1950 in den Ruhestand geschickt – in der Schweiz.

Obwohl jede stillende Mutter eigentlich eine Amme ist, bezog sich der Begriff früher auf Frauen aus meist ärmlichen Schichten, die sich ihren Lebensunterhalt mit dem Stillen und Erziehen der Kleinkinder aus den oberen Gesellschaftsschichten verdienten. Die Mütter aus diesen Kreisen wollten sich nicht derart intensiv mit der Erziehung und Pflege ihrer Neugeborenen befassen und bedienten sich der Lohnammen, die dies haupt- oder auch nebenberuflich durchführten und nicht schlecht lebten, denn sie mussten ja gesundheitlich fit sein und dafür wurde von der Herrschaft gesorgt.

Neben dem Stillen war die Sorge um das Wohlergehen der Kleinen die wichtigste Aufgabe. Die Kleinen schlafen viel und müssen auch dann behütet werden. Die Amme musste beim leisesten Geräusch des Säuglings wach werden, um für ihn zu sorgen. Das ist der Ammenschlaf.

> Die Amme musste beim leisesten Geräusch des Säuglings wach werden, um für ihn zu sorgen.

Dieses Phänomen beschreibt, dass die Amme nachts schon wach wird, wenn der Säugling einen leisen »Piepser« von sich gibt, dagegen nicht wach wird, wenn ein wesentlich stärkerer Lärm (zum Beispiel Straßenverkehr) ins Schlafzimmer dringt. Die Folge: Die Kleinen müssen sich nicht heiser brüllen. Umgekehrt wurde die Amme nicht bei jedem beliebigen Geräusch geweckt. Dieses selektive Erwachen bedeutet, dass bestimmte Geräusche zum Erwecken führen. Es ist nicht so sehr die Lautstärke als vielmehr die Bedeutung, die das Geräusch für einen hat, ob es zu einer Weckung führt oder nicht. Da es heute die Amme nicht mehr gibt und deren Funktion ganz die Mütter (aus verständlichen Gründen nicht die Väter) übernommen haben, könnten wir den Ammenschlaf jetzt auch »Mutterschlaf« nennen.

Das nächtliche Wachwerden hatte, wie der Ammenschlaf, eine (zumindest früher) überlebenswichtige Funktion. Zu der Zeit, als wir noch in der Savanne schliefen, war es nun einmal überlebenswichtig, den nahenden Säbelzahntiger zu hören, bevor es zu spät war. Auch heute wecken uns noch eher leise knackende Geräusche als ein Sturmwind, der übers Haus fegt. Welche Signale uns dabei wecken, ist unbewusst gelernt.

Aber nicht nur die Kategorie »störend« hätte zum Wachwerden geführt. Auch »neu« und natürlich »gefährlich« würde eine Weckreaktion mit sich bringen. Dies kennen wir zum Beispiel von Hunden. Sie würden bei einem ihnen bekannten Geräusch nicht wach werden, auch wenn es sehr laut ist, jedoch sofort bei einem sehr leisen, aber neuen Geräusch, welches grundsätzlich erst einmal als »gefährlich« einzustufen ist, bis sich das Gegenteil herausstellt. Ähnlich ergeht es uns, wenn wir an einem fremden Ort schlafen. Die ungewohnten Geräusche sind ein Hauptgrund für Schlafstörungen in fremden Betten.

> Der Ammenschlaf ist eine Schutzfunktion aus längst vergangenen Zeiten.

Während wir schlafen, nehmen wir somit »unbewusst« Geräusche wahr. Diese werden immer noch »unbewusst« von unserem Gehirn bewertet und rufen, falls erforderlich, eine Aufwachreaktion hervor. Natürlich nicht immer, so hängt es zum Beispiel auch noch von anderen Faktoren ab, wie dem Schlafstadium, in dem wir uns gerade befinden.

Im Tiefschlaf ist eine Weckreaktion weniger wahrscheinlich und somit ergibt sich ein zeitlicher Rhythmus im Schlaf, dem der Ammenschlaf folgt. In der ersten Schlafhälfte ist das Erwachen weniger wahrscheinlich als in der zweiten Hälfte, da wir zuerst einmal lange Zeit im Tiefschlaf liegen. Trotzdem zeigt sich auch hier circa 50 Minuten nach dem Einschlafen und dann im 90-Minuten-Takt eine deutlich erhöhte Neigung zum Erwachen.

Der Ammenschlaf funktioniert mithin nicht gleichmäßig in der Nacht, sondern folgt einem Rhythmus, wobei gleichzeitig mit zunehmender Schlafdauer unser unbewusstes Wecksystem immer aktiver wird.

Der Ammenschlaf zeigt uns, dass neben der Lautstärke vor allem die »unbewusste« Bedeutung oder Bewertung des Geräusches dafür ausschlaggebend ist, ob wir erwachen. So zeigen neuere Studien, dass schon Lärm ab 30 dB einen wecken kann – wenn man sich darüber ärgert. Eine Lautstärke von 30 dB finden wir etwa nachts in der Lüneburger Heide.

> Neben der Lautstärke weckt uns ein Geräusch vor allem wegen seiner Bedeutung, die es für uns hat, aus dem Schlaf.

Es kann auch auf ein völlig »falsches« Signal hin eine Weckreaktion erfolgen. Nehmen wir den Fall, dass ein nicht sehr rücksichtsvoller Nachbar nachts gerne laut Musik hört. Gerade in den Schlaf versunken, registriert unser Gehirn – während wir noch süß schlummern – die Musik, identifiziert sie als Wichtiges (weil sie unter »störender Nachbar« abgespeichert ist) und führt aus dem Schlaf eine Weckreaktion durch. Dann werden wir wach, weniger wegen der Lautstärke, sondern weil es unter »störender Nachbar« abgespeichert ist.

Der Ammenschlaf ist eine Schutzfunktion aus längst vergangenen Zeiten, welcher heute nicht mehr so wirklich von Bedeutung ist. Aber eines demonstriert uns dieses unfreiwillige nächtliche Erwachen: Unser Gehirn schläft nie. Wir nehmen im Schlaf Umweltreize war, verarbeiten sie sogar. Dieser Schutzmechanismus kann uns aber auch noch heute helfen: Bei gewohnten Geräuschen werden wir nicht gleich wach, auch wenn sie laut sind. Möglicherweise fällt hierunter auch das noch so laute Schnarchen, welches den Schnarcher ungerührt weiterschlafen lässt. Sein Gehirn hat diesen Lärm längst unter »sehr bekannt« abgespeichert und unter »Wecken nicht erforderlich«. Zum Leidwesen der Umgebung.

10 Der Heilschlaf – ein Klassiker

Ein wahrer Therapie-Klassiker war früher der Heilschlaf, auch Tempelschlaf genannt. Im alten Griechenland war der »zuständige« Gott für Krankheiten Asklepios, dem in Epidauros ein Theater gewidmet war. Zu den heiligen Orten, genannt Asklepeion, kamen die Patienten mit diversen Beschwerden, um sich behandeln zu lassen. Die Standardtherapieverfahren waren damals Heilschlaf, Musik und Gymnastik, vor allem aber auch der Glaube an die durchgeführten Rituale, die viele heute abschätzig als Placebo-Wirkung abtun. Diese Heilverfahren wurden damals sehr populär, sodass sich bald viele Filialen gründeten und diese Methode über 1.000 Jahre Bestand hatte. Offenbar wirkte sie auch.

Die damaligen Asklepeien müssen wir uns als große Anlagen, ähnlich heutigen Kurmittelhäusern oder Wellnesshotels, in Kombination mit einer Kirche vorstellen: Sie umfassten Ruheräume, Bademöglichkeiten, Theater, Sportplätze und einen Tempel. Das Ganze war auch mit einem Schuss Spiritualität garniert, denn der religiöse Aspekt, der Glaube, spielte ja eine fundamentale Rolle. Ein Therapieprinzip (Gleiches mit Gleichem bekämpfen), welches heute noch bei jeder Impfung von Bedeutung ist, galt zu jener Zeit auch schon: »Wer verwundet, heilt auch«, hieß es damals.

Zu Beginn dieser damaligen umfassenden ganzheitlichen Therapie wurde eine rituelle Reinigung durchgeführt und man warf Opfergaben in einen Brunnen. Tiere waren immer zugegen. Dann erfolgte der Schlaf im »Allerheiligsten«. Dies war eine Isolationskammer, in der der »Patient« alleine (manchmal auch mehrere Tage) eingeschlossen war. Damals ging man davon aus, dass die Heilung im Schlaf sich durch einen Traum vollzog. War die betreffende Person nach dem Schlaf geheilt, so hatte sie den richtigen Traum gehabt, falls nicht, dann sollte sie den Vorgang wiederholen. So wird von einer Frau berichtet, die keine Kinder gebären konnte und das Asklepeion zur Lösung ihres Problems aufsuchte. Im Traum erschein ihr eine Schlange, vor der sie keine Angst hatte, und nach 9 Monaten gebar sie Zwillinge. Was auch immer da geschehen war – der Heilschlaf hatte den gewünschten Erfolg. Später wurden auch Traumdeuter hinzugezogen. Nach einer solchen Behandlung mussten Dankopfer dargebracht werden und natürlich war ein Honorar zu zahlen.

Der klassische Heilschlaf hatte als eine Art Wellnesskur mit religiösem Touch durchaus seine Berechtigung.

Dieses Heilschlaf-Verfahren hielt sich in Europa bis ins Mittelalter. Die Götter wechselten zwar, aber immer war es eine Intensivkur mit religiösem Charakter. Dann kam dieses

Verfahren aus der Mode, wahrscheinlich, weil die christlichen Religionen dem Schlaf sehr skeptisch gegenüberstanden. Vieles Schlafen schien den Weg zur Sünde zu erleichtern und in den Klöstern wurde es nicht nur üblich, Nachtwachen aufzustellen, sondern die Schlafenszeit auch möglichst kurz zu halten bzw. durch Gebetsstunden zu unterbrechen.

In unserer heutigen Zeit wurde der Heilschlaf wiederentdeckt: Jetzt versetzt man die Patienten medikamentös in einen »Schlaf«. Medikamente können aber keinen Schlaf erzeugen, sondern stören ihn in seinem normalen Ablauf. Hier wird wohl eher dem Wunsch des Patienten Rechnung getragen, einmal so richtig »abschalten« zu können. Mittels narkotisierender Mittel wird eine Halbnarkose erzeugt, die aber wenig mit Schlaf gemein hat. Wenn ein »erholsamer« oder »tiefer« Schlaf versprochen wird, so ist das nicht korrekt. Es ist eher eine Art Dämmern. Aktive Erholung findet nicht statt. Durch diese Art von »Heilschlaf« wird man nur kurz aus dem Verkehr gezogen. Dies wird unter anderem beim körperlichen Entzug von Suchtmittelabhängigen durchgeführt, die man für einige Zeit mit Medikamenten ruhigstellt, damit sie die Qualen dieses Entzugs nicht bei vollem Bewusstsein erleben müssen. Aber Schlaf ist das nicht.

> Medikamentös erzeugter Schlaf zeigt einen gestörten Ablauf, aktive Erholung findet nicht statt.

Die Notwendigkeit, Schwerkranke in ein künstliches Koma zu versetzen, wird zwar häufig ebenfalls einem Heilschlaf gleichgesetzt, aber hierbei handelt es sich nicht um den uns bekannten aktiven Schlaf. Koma ist nicht gleich Schlaf. Bei einem künstlichen Koma werden alle Funktionen reduziert, um Belastungen und mögliche Störungen des Patienten auf ein Minimum zu reduzieren. Es verhindert überschießende Kreislauf- und Stoffwechselreaktionen und senkt die Sauerstoffaufnahme, was für manche Heilungsabläufe oder Operationen erforderlich ist.

Nach meiner Einschätzung liegt dem griechischen Heilschlaf eine durchaus sinnvolle Idee zugrunde. Als ganzheitliche Methode wurde der Schlaf als Regenerationsphase bei einer (nach unserer heutigen Vorstellung im weitesten Sinne als Kuraufenthalt durchgeführten) Behandlung, die auch Sport, Tanz und Musik beinhaltete, eingesetzt. Der damalige intensive Glaube an den Heilerfolg trug sicherlich wesentlich zur Besserung bei.

11 Der Mittagsschlaf

Manager, Wissenschaftler und Politiker tun es, doch bevorzugt heimlich: einen Mittagsschlaf halten. Dabei haben sie prominente Befürworter: Konrad Adenauer oder sein »Enkel« Helmut Kohl, Hans-Dietrich Genscher, Jacques Chirac und sogar Margaret Thatcher, die sich immerhin auf Winston Churchill beziehen konnte. Albert Einstein, Victor Hugo und Thomas Mann schliefen tagsüber, ebenso wie Johannes Brahms und Salvador Dalí. Auch die meisten US-Präsidenten waren bekennende Mittagsschläfer.

Wissenschaftlich konnten wir 1985 erstmals belegen, dass der Mittagsschlaf zu unserem biologischen Programm gehört und nicht nur eine überflüssige Gewohnheit ist (Campbell und Zulley, 1985). Das brachte das Thema endlich in die öffentliche Diskussion. Dennoch blendet unser moderner Alltag den Tagschlaf schlichtweg aus. Das war einmal ganz anders. Nicht nur in alten Liedern wird der Mittagsschlaf besungen, sondern auch auf vielen Gemälden ist er verewigt.

Auch bei uns, zumindest in ländlicher Umgebung, gibt man sich heutzutage noch der Mittagsruhe genüsslich hin. Es war die Industrialisierung, die dem Mittagsschlaf den Garaus bereitete. Der Athener Psychiater Constantin Soldatos stellte für Griechenland bedauernd fest, dass die Leute mittags seltener schlafen, je weiter die Industrialisierung fortschreitet. Allerdings die Industrie allein kann es nicht gewesen sein: In dem Hightechland Japan steht man dem Tagschlaf sehr viel wohlwollender gegenüber als bei uns. Und dort wurden »nap-shops« eingerichtet. In der Volksrepublik China hat der Mittagsschlaf - auf Chinesisch Xeu Xi - sogar den Rang eines Grundrechts.

Mit zunehmender Industrialisierung wird mittags weniger geschlafen.

Warum mittags schlafen?

Über den Tag hinweg zeigen viele Körperfunktionen nicht einen einheitlichen Verlauf mit einem Maximal- und einem Minimalwert (circadiane Periodik), sondern es sind mehrere Schwankungen (ultradiane Periodik) zu erkennen. Als Beispiel sei hier die Kreislauflabilität genannt, die zwei Maxima innerhalb eines 24-Stunden-Tages aufweist. Neben einem deutlich ausgeprägten Maximalwert gegen 3 Uhr morgens zeigte sich auch ein Maximum gegen Mittag. Dies bedeutet, dass der Mensch nicht nur nachts, sondern auch mittags mit einem instabileren Kreislauf lebt, während er zu den übrigen Zeiten stabilere Werte aufweist.

Eine ganz andere Funktion, wie die relative Häufigkeit einschlafbedingter Verkehrsunfälle, verläuft ähnlich. Hier steigt nicht nur nachts die Anzahl der Unfälle an, auch am Tage zeigt sich am frühen Nachmittag ein Maximum in den Unfallzahlen.

In Untersuchungen, die das Auftreten von Schlaf während des Tages ermöglichten, fand sich neben der Hauptschlafphase während der Nachtzeit auch ein zweiter bevorzugter Zeitpunkt für Schlaf: der Mittag! Also in der Zeit zwischen 13 und 15 Uhr.

Unzählige wissenschaftliche Befunde weisen darauf hin, dass die zweite bevorzugte Schlafphase eine manifeste biologische Grundlage hat. Die mittägliche Schlafphase ist zwar weniger stark ausgeprägt als die nächtliche Phase. Der Mensch muss hier nicht zwingend schlafen, doch die Wahrscheinlichkeit dafür steigt. Je nach Motivation und Umgebungsbedingungen macht es für viele durchaus Sinn, diesen Zeitpunkt für einen regenerativen Kurzschlaf zu nutzen.

Unzählige wissenschaftliche Befunde weisen darauf hin, dass die zweite bevorzugte Schlafphase eine manifeste biologische Grundlage hat.

In der Mittagszeit zeigen sich ähnliche biologische Symptome wie in der Nacht:

- verringerte Leistungsfähigkeit
- größere Fehlerraten und Konzentrationsschwächen

- verstärkte Müdigkeit und Gereiztheit
- Absenkung der Körpertemperatur, unabhängig von einer Mahlzeiteinnahme

Der Organismus erfährt mittags einen ähnlichen Umstellungsprozess wie in der zweiten Nachthälfte. Deshalb machen wir mittags häufig schlapp. Dieses Mittagstief spricht für den Mittagsschlaf und die Einhaltung einer echten, geregelten Ruhepause.

Und was ist der Vorteil eines Tagschlafs?

Es ist eine Sache nachzuweisen, dass der Mittagsschlaf zu unserem biologischen Programm gehört, und eine ganz andere, ob er nachweislich zu etwas nützt. Frage also: Überbrückt er nur eine leistungsarme Zeit oder steigert er die Leistung? Nun, er tut beides. Nach einem Nickerchen wird schneller reagiert, aufmerksamer und konzentrierter gearbeitet und die Betreffenden sind besser gelaunt als Kollegen ohne Mittagsschlaf, und zwar nachhaltig. Selbst dem Gedächtnis hilft ein Nickerchen auf die Sprünge: Danach konnte das Gelernte besser wiedergegeben werden als bei Nichtschläfern. Zahlreiche Studien aus den USA, Japan und Europa belegen den zweifachen Nutzen eines solchen Kurzschlafes. Es ist gar nicht mehr die Frage, ob die Leistung gesteigert wird, sondern wie ein sol-

Selbst dem Gedächtnis hilft ein Nickerchen auf die Sprünge.

cher Kurzschlaf in die Arbeitswelt eingeplant werden kann. Und inzwischen gestehen schon einige Fluglinien in den USA und Europa ihren Piloten und dem Kabinenpersonal auf Langstreckenflügen abwechselnd »kontrollierte Nickerchen« zu.

Aber auch manche Unternehmen denken allmählich um: IBM, Apple, Elektroriesen und Erdölkonzerne erlauben Mittagsschläfchen, und selbst die französische Atomenergie-Kommission bietet ihren Mitarbeitern seit 1990 Ruheräume. Vielleicht gehören Liegesessel bald zur Bürogrundausstattung. In München hatte BMW versuchsweise ein »Dormitorium« eröffnet, einen Ruheraum mit der Möglichkeit zur Entspannung und zum Kurzschlaf. Denn schließlich hat Schlafen etwas mit Leistung zu tun und deswegen sprechen wir auch vom Powernapping. Schlaf als Grundlage von Gesundheit, Wohlbefinden und Leistungsfähigkeit. Wer will denn keine »ausgeschlafenen« Mitarbeiter haben!

Wie sollte ein Tagschlaf gestaltet sein?

Kurz. 10–30 Minuten reichen aus und für Profis sind die 10 Minuten das Optimum, Anfänger in der Kunst des Nickerchens brauchen etwas länger. Wer länger schläft, hat Probleme, anschließend wach zu werden, Schlaftrunkenheit nennt sich dieser Zustand. Daraus folgt auch, dass keine besonderen Vorkehrungen getroffen werden müssen – nicht liegen, abdunkeln oder für Ruhe sorgen. Der Kopf sollte entspannt liegen, Augen zu und entspannen. Gerade Letzteres muss und kann gelernt werden, abschalten innerhalb weniger Minuten. Das Aufwachen stellt sich von selbst ein. Ein Trick: ein Kaffee vor dem Schläfchen. Koffein wirkt nämlich erst nach dreißig Minuten; man kann es deshalb als eine Art biologischen Wecker einsetzen und auf diese Weise auch noch die Schlaftrunkenheit vermeiden.

12

Chronobiologie trifft Schlafforschung

Schlafen und Wachen finden regelmäßig im Wechsel von Tag und Nacht statt. Aber das ist bei Weitem nicht unser einziger biologischer Rhythmus, sondern der menschliche Organismus zeigt, wie jedes Lebewesen, charakteristische Veränderungen über 24 Stunden. Mit diesen zeitlichen Rhythmen – vom Einzeller bis hin zum Menschen – befasst sich die Chronobiologie. Sie stellt nicht nur fest, wie diese Rhythmen verlaufen, sondern auch, wie sie erzeugt und beeinflusst werden. Die Chronobiologie ist sehr alt, uralt. Schon vor über 5.000 Jahren soll sich der erste chinesische Urkaiser Fu Xi mit diesem Thema befasst haben und entwickelte die acht Trigramme, um bestimmte Zeitpunkte festlegen zu können. Und auch in der Bibel, in den Sprüchen Salomos heißt es: »Alles hat seine Stunde und seine Zeit.« Etwas wissenschaftlicher wurde es dann im Jahre 1811 durch den Neurophysiologen Karl-Friedrich Burdach, der in seinem

Buch »Diätetik für Gesunde« von dem »langsamen und kräftigen Gang von Puls und Atmung« in den Morgenstunden berichtet, in denen »Urteilskraft und Vernunft das Übergewicht haben über andere Vermögen«, und eine »beinahe fieberhafte Schnelligkeit des Pulses des Abends« beschreibt, der »den geselligen Freuden und den heiteren Spielen der Phantasie gewidmet« ist. Weiter führt er aus: »Der Mensch ist verschieden nach der Tageszeit … und so gut wie Linné als Pflanzenbeobachter nach dem Zustande der Pflanzen die Tageszeit bestimmt angab und so eine Pflanzenuhr sich schuf: ebenso kann man eine Menschenuhr sich bilden und vorhersehen, wie ein Individuum, welches man genau kennt, von einem gewissen Gegenstand des Morgens oder des Abends affiziert werden wird.« Für Burdach erschien es naheliegend, dass die Tageszeit diese Unterschiede im menschlichen Organismus verursachte. Und so nahm er auch an, dass die Nacht den Schlaf auslöst. Aber schon früher glaubten andere Wissenschaftler an eine Art »Innere Uhr«. So zum Beispiel der Göttinger Physiker und Schriftsteller Georg Christoph Lichtenberg, der 1793 schrieb: »Die sogenannten Leute nach der Uhr werden gewöhnlich alt« und weiter: »Das Handeln nach der Uhr aber setzt innere uhrmäßige Anlagen voraus.« Und schon kurze Zeit später formulierte der Tübinger Mediziner Johann Heinrich Ferdinand Autenrieth im Handbuch der empirischen, menschlichen Physiologie 1801: »Im ganzen Körper

Die Chronobiologie befasst sich mit den biologischen Rhythmen aller Lebewesen.

erscheint also, auch im Zustande der Gesundheit, einige wenngleich nur bey verminderter Lebenskraft stärkere, von dem Kreislauf unabhängige belebte Oszillation.«

Die Idee der »Inneren Uhr« war also schon früh in der Diskussion, und bald begannen auch die ersten empirischen Rhythmusforschungen. Der französische Physiologe Claude Bernhard schrieb 1800 in seiner Dissertation an der Pariser Sorbonne, wie im Organismus ein systematischer Rhythmus der verschiedenen Funktionen ein Gleichgewicht herstellt. Immer mehr Wissenschaftler befassten sich mit diesem Thema, beispielsweise Herrmann von Helmholtz, der 1848 Rhythmen beschrieb, oder der deutsche Mediziner Arthur Jores, der einen biologischen Rhythmus bei der Leberaktivität fand. In dieser Zeit tauchte dann der Rhythmusgedanke auch in den Physiologie-Lehrbüchern auf.

Als eigenständige Forschungsrichtung entwickelte sich die Chronobiologie im Jahr 1937 mit dem ersten Kongress der »International Society for Biological Rhythms« in Ronneby in Schweden, organisiert von Erik Forsgren. Dieser hatte das Thema schon zwanzig Jahre früher aufgegriffen und tageszeitliche Rhythmen in der Körpertemperatur und der Aktivität von Leber und Niere gefunden. Auch bei Fehlfunktionen des Organismus wurden die Rhythmusforscher fündig. Der Internist Ludwig R. Grote beschrieb mit dem Begriff der Chronopathologie, dass auch Erkrankungen einen rhythmischen Verlauf aufweisen können.

Mit einer gewissen Verspätung begannen die Grundlagenforscher, sich der Chronobiologie anzunehmen. Pioniere auf diesem Gebiet in Deutschland waren Jürgen Aschoff

(1913–1998) in Andechs bei München und Gunther Hildebrandt (1924–1999) in Marburg.

Jürgen Aschoff suchte nach »Inneren Uhren« bei Tieren und Menschen. Es wollte wissen, wie diese Rhythmen erzeugt und beeinflusst werden. Im idyllischen Andechs, eher bekannt durch seine Klosterbrauerei, ließ er eine unterirdische Versuchsanlage bauen, nannte sie »Bunker« und experimentierte mit seinen Mitarbeitern Rütger Wever, Reimer Lund und Jürgen Zulley über Zeitlosigkeit und die Beeinflussungen von Schlaf-Wach- Rhythmen. Über 450 Freiwillige lebten in der Isolation. Auch in Marburg fanden ähnliche Isolationsversuche unter der Leitung Gunther Hildebrandts statt, die aber mehr im Hintergrund blieben. In den USA befassten sich Franz Halberg aus Minnesota und Colin Pittendrigh aus Kalifornien mit der Chronobiologie.

Wenn auch all diese Forschungen im Wesentlichen keine Berührungspunkte mit der Schlafforschung hatten, so gab es vor allem einen Wissenschaftler, der Schlafen und Wachen als untrennbare Einheit empfand und diesen Rhythmus auch zum Gegenstand seiner Forschung machte: Nathaniel Kleitman (1895–1999) aus Chicago mit seinem Buch »Sleep and Wakefulness«.

Biologische Rhythmen und Schlaf hängen zusammen.

Die Arbeit der Chronobiologen und Schlafforscher vereinigte sich jedoch erst ab 1975. Gleichzeitig, aber unabhängig voneinander, wurden Schlafuntersuchungen in Isolationsstudien von Aschoff und Zulley in Deutschland und Weitzman und Czeisler in den USA durchgeführt. Glücklicherweise kamen all dieser Forscher zu den gleichen Ergebnissen: Biologische Rhythmen und Schlaf hängen zusammen. Das konnte auf eindrückliche Weise dargelegt werden. Gerade die Studien aus Deutschland zeigten, dass nicht nur der Zeitpunkt von Einschlafen und Aufwachen und damit die Schlafdauer von unserer Inneren Uhr abhängt, sondern auch die Schlafstadienstruktur, und zwar vor allem der REM-Schlaf. Auch konnte demonstriert werden, dass der Schlaf-Wach-Rhythmus keine eigenständige Periodik aufweist, sondern eng mit der endogenen biologischen Periodik verbunden ist. Die biologische Grundlage des »Mittagsschlafs« wurde erstmals offengelegt, und die Wirkung von hellem Licht auf die biologischen Rhythmen konnte untersucht werden, lange bevor es die Lichttherapie gab. Dieses Zusammentreffen der beiden Forschungsrichtungen wurde auch durch den Denkansatz verstärkt, Schlafen und Wachen als voneinander abhängige Prozesse zu sehen. Als Ergebnis dieser Entwicklung wurde die Schlafforschung nun auch auf den Tag ausgedehnt – ob im Zusammenhang mit Untersuchungen zur Vigilanz im Allgemeinen oder zum Einschlafen am Steuer im Besonderen.

Die Chronobiologie wurde 2017 mit dem Nobelpreis »geadelt.«

Diese Kooperation hat im Lauf der Zeit zu einer Integration der beiden Forschungsansätze geführt, vor allem, seit die molekulargenetische Forschung zu entscheidenden Fortschritten in beiden Forschungsrichtungen beigetragen hat. Schlafforschung ohne Chronobiologie ist heutzutage nicht mehr denkbar.

13

Der liebe Schulbeginn

Wann sollen wir denn unsere lieben Kleinen in die Schule schicken? Um 7 Uhr, 8 Uhr oder später? Alle Jahre wieder kommt dieses Thema auf, wird sogar in Landtagen behandelt – und verschwindet wieder.

Seit dem Jahre 2000 habe ich das Thema in die Öffentlichkeit gebracht (Focus Nr. 49, 4.12.2000) und einen späteren Schulbeginn gefordert. Im Bundestag, im Berliner Senat und in Landtagen wurde meine Initiative aufgegriffen und von Politikern, Schulbehörden, Lehrern und in der Presse diskutiert. Bereits vorher hatte ein hessischer Landtagsabgeordneter für einen späteren Schulbeginn plädiert. In einigen Schulen wurde der spätere Schulbeginn bereits umgesetzt. Neben Schulen in Bremen und Hamburg waren es 2005 die fränkische Grundschule Wiesenthau und 2016 das Dalton Gymnasium in Alsdorf.

Was ist an diesem Thema dran? Wir wissen, dass unser Schlaf-Wach-Bedürfnis und unsere biologischen Rhythmen den Tagesablauf bestimmen. Eine gewisse Qualität und

Quantität Schlaf, zum richtigen Zeitpunkt »genommen«, bestimmt unsere Leistungsfähigkeit, die auch unabhängig vom Schlaf einen Tagesgang absolviert und uns im Laufe des Vormittags zur Höchstleistung ansteigen lässt. Darin stimmen zwar die meisten Menschen überein, wenn einige von uns auch als Abweichler eher zum Abendtyp (genannt Eule) oder zum Morgentyp (der Lerche) tendieren.

Viele Faktoren beeinflussen dies – unser genetisches Erbe zum Beispiel sowie auch das Alter. Und damit sind wir bei unserem schulpflichtigen Nachwuchs. Kollidiert der Schulbeginn um 8 Uhr oder früher mit dem Schlafbedürfnis und den biologischen Rhythmen unserer Lieben?

Sowohl die Erfahrungen aus den Schulen als auch die der Eltern belegen, dass für viele 8 Uhr zu früh ist. Vor allem bei langen Anfahrtswegen müssen die Kleinen viel zu früh aufstehen. Niemand wird bestreiten, dass 5:15 Uhr für Kinder im Grundschulalter zu früh ist. Hier wird der wertvolle Schlaf abgeschnitten. Übermüdet in die Schule zu gehen, fördert weder die Lernmotivation noch die tatsächliche Leistungsfähigkeit, die um 8 Uhr bei den Schülern ohnehin so schlecht ist wie um Mitternacht, sagen Freiburger Kollegen.

> Ein späterer Schulbeginn würde die Leistungsfähigkeit der Schüler verbessern.

Die Datenlage ist aber noch nicht überzeugend genug. Untersuchungen hierzu kommen im Wesentlichen aus den USA, wo andere Gewohnheiten und ein anderer Lebensstil herrschen. Dort konnte tatsächlich gezeigt werden, dass ein späterer Schulbeginn zu mehr Schlaf führte, die Schüler wacher waren und bessere Leistungen ablieferten. Aber das war ein Experiment. Wie verhält es sich, wenn dieser spätere Schulbeginn erst einmal Alltag wird?

Und außerdem – um das Ganze noch komplizierter zu machen – scheint auch ein Alterseffekt eine wichtige Rolle zu spielen. Kinder im Alter bis ungefähr 12 Jahren scheinen keine Probleme beim Frühaufstehen zu bekommen. Sie sind – altersbedingt – Lerchen, werden dann aber zu Eulen. Schon vor Einstieg in die Pubertät wandelt sich das Bild und aus Lerchen werden Eulen. Gut belegt sind diese Rückverlagerung der biologischen Rhythmen und das vermehrte Schlafbedürfnis unserer Heranwachsenden. Es ist nicht primär der Discobesuch, der sie so spät ins Bett kommen lässt, es ist die Innere Uhr. Das Hauptproblem ist der nächste Morgen. Eine »Eule« ist um 8 Uhr noch nicht ansprechbar.

> Mit der Pubertät werden, biologisch bedingt, Frühaufsteher zu Spätaufstehern.

Dass diese Morgenmüdigkeit ein Dauerproblem wird, bleibt nicht zu befürchten. Spätestens ab dem 25. Lebensjahr wandelt sich die Eule wieder langsam in Richtung Lerche, was bei den meisten aber so richtig erst im Alter zum Tragen kommt und dann von den Bösartigen unter uns als präsenile Bettflucht bezeichnet wird.

Aber kommen wir zur Schule zurück. Gerade die Heranwachsenden haben so ihre Probleme mit 8 Uhr Schulbeginn. Für sie wäre es ideal, wenn sie erst später in die Schule müssten, so wie in Frankreich oder England, wo die Schule selbstverständlich später beginnt. Wenn es nur so einfach wäre.

Was auch eine Rolle spielt und gerne übersehen wird, ist der Sonnenaufgang und -untergang, der unsere Innere Uhr beeinflusst und auch bestimmt, wann wir morgens wach und abends müde werden. Und das ist im Osten nun einmal früher als im Westen, auch innerhalb einer Zeitzone. Von daher ist es wohl kein Zufall, dass die Schule in Frankreich später beginnt und in der Ex-DDR der Tag früher begann.

Aber das Leben ist noch komplizierter, und wir können nicht nur den Standpunkt der Schüler sehen. Eine Änderung des Schulbeginns würde nämlich so manches nach sich ziehen.

Wie können die Eltern ihre Kinder in die Schule bringen? Ein späterer Beginn der Schule – da winkt der Nachmittagsunterricht. Wie soll dann die Mittagspause und das Mittagessen organisiert werden? Logistische Probleme, die uns aber nicht davon abhalten sollen, das Problem, unabhängig von politischen Klimaveränderungen, einmal anzupacken. Dazu fehlen erst einmal ordentliche Studien, die zeigen, dass sich in unseren Landen ein späterer Schulbeginn für die Schüler positiv auswirken würde. Das Nächste wären konkrete Überlegungen, wie dies organisatorisch umgesetzt werden könnte. Lohnen würde es sich, und ich würde es mir auch wünschen, dass die Schule sich auch nach den biologischen Bedürfnissen der Schüler ausrichtet. Vielleicht gehört ja dann Pisa der Vergangenheit an und wir können unser Anliegen, dass der Schlaf eine wichtige Notwendigkeit ist, untermauern.

14

Sommerzeit juchhe

Regelmäßig kommt er, der »kürzeste« Tag des Jahres. Der letzte Sonntag im März, der statt 24 Stunden 23 Stunden dauert. Dann werden die Uhren umgestellt, nicht die Zeit, die läuft so oder so weiter. Ursprünglich war diese Idee der Uhrenumstellung wohl eher ein Witz. Benjamin Franklin meinte es nicht ernst, als er 1784 die Einführung einer Sommerzeit vorschlug, um Kerzenwachs zu sparen. Wenn der geahnt hätte, was er damals mit seinem humorvollen Artikel in einer Pariser Zeitschrift anrichtete! Für uns hat das Uhrenumstellen dann während des Ersten Weltkrieges begonnen, und auch von 1945 bis 1949 hatte es in Deutschland Sommerzeit gegeben. Ihr Zweck war es, Energie zu sparen. Die zugrunde liegende Idee: Im Sommer wird es früher hell, da können wir frü-

> Die zugrunde liegende Idee: Im Sommer wird es früher hell, da können wir früher aufstehen und Beleuchtungsenergie sparen.

her aufstehen und den hellen Tag besser ausnutzen, sodass man Beleuchtungsenergie spart. Der englische Begriff sagt das auch deutlich: daylight saving time. Vielleicht hat das ja während der Kriege funktioniert - heute auf jeden Fall nicht mehr. Im Gegenteil: An den verlängerten Abenden benötigen wir eher mehr Energie, nicht nur zum Heizen, auch für Freizeitvergnügen jeder Art. Obwohl man das inzwischen genau weiß, gibt es die Sommerzeit noch immer. Lediglich im Umweltbundesamt gab es Überlegungen, die Uhrenumstellungen abzuschaffen - um Energie zu sparen.

Da nun seit 1980 in ganz Europa im Sommerhalbjahr nicht die MEZ, sondern die mitteleuropäische Sommerzeit, MESZ, gilt, wird sich daran so schnell nichts ändern, ob sinnvoll oder sinnlos: Weiterhin springen am letzten Märzwochenende die Uhren nachts statt auf 2 gleich auf 3 Uhr, dann haben wir Sommerzeit. Ende Oktober gehen sie statt auf 3 Uhr wieder auf 2 Uhr zurück, dann »liegen« wir wieder einigermaßen parallel zur Sonne. Über die Sommerzeit freut sich die Biergartenfraktion wegen der gewonnenen Stunde, die eigentlich keine ist. Schließlich haben wir sie ja am Morgen durch einen früheren Arbeitsbeginn erkauft. Und einen längeren hellen Feierabend kann man auch durch Gleitzeitarbeit erreichen. Dazu müssten nicht alle Uhren umgestellt, alle Züge und Flüge angehalten werden – mit einem erheblichen Kostenaufwand.

Seit 1998 weise ich auf diese Aspekte hin (Die Welt, 28.3.1998) und plädiere für die Beibehaltung der Normalzeit, auch in Diskussionen mit Politikern. Wie mir ein EU-Abgeordneter bestätigte: Es gibt eigentlich keinen Grund, die

Sommerzeit jedes Jahr einzuführen. Eine Harmonisierung innerhalb Europas geht noch besser ohne dieses überflüssige Hin und Her. Aber die Wege in Brüssel sind anscheinend lang, sehr lang.

Können wir uns so einfach umstellen? Grundsätzlich nein, denn unsere Innere Uhr ist sehr robust und ignoriert Änderungen; sie tut so, als ob alles beim Alten geblieben wäre. Das hilft uns, wenn wir mal eine Nacht durchmachen – dann beharrt die biologische Uhr auf den alten Rhythmus und bringt uns zurück in den Alltag.

Und das merken wir vor allem bei der Umstellung auf die Sommerzeit. Unsere Innere Uhr freut sich aber überhaupt nicht über den »kürzesten« Tag im Frühjahr. Dieser 23-Stunden-Tag ist außerhalb ihres Wirkungsbereiches, und das hat Konsequenzen. Im Frühjahr nach der Uhrenumstellung sind die meisten unausgeschlafen, vormittags müde, haben zu Mittag noch keinen Appetit und können abends erst mal nicht einschlafen, wenn sie rechnerisch ins Bett »müssen«. Die meisten Menschen gewöhnen sich erst nach zwei Tagen an die neue Zeit, manche sogar noch später. Selbst Kühe brauchen Zeit zur Umstellung: Regelmäßig produzieren sie zu Beginn der Sommerzeit weniger Milch. Es gibt auch weniger harmlose Folgen. So ereignen sich am ersten Montagmorgen der Sommerzeit 8 % mehr Verkehrsunfälle als an einem gewöhnlichen Montag. Kein Wunder, wir fahren in die Arbeit, während un-

Die meisten Menschen gewöhnen sich erst nach zwei Tagen an die neue Zeit.

ser Geist und Körper noch schlafen. Umgekehrt ist es im Herbst; dann sind Unfälle um 7 % seltener als sonst. Eine neue Studie aus Australien belegt, dass Menschen, die zu Depressionen neigen, sich in der Woche nach der Umstellung auf die Sommerzeit häufiger umbringen als zu anderen Zeiten. Dies belegt, dass die Uhrenumstellung sich gravierend auf Menschen auswirken kann.

Genau genommen haben wir am Tag der Uhrenumstellung eine Art Minijetlag von einer Stunde. Im Frühjahr fliegen wir nach Helsinki und im Herbst nach London. Die eine Stunde Zeitunterschied ist zwar wenig, aber es ist nicht wie beim »richtigen« Jetlag, wo der veränderte Sonnenstand die Umstellung unterstützt. Deshalb wiegt der Saisonlag schwerer und es ist nicht ganz so einfach, sich an diese kleine Änderung anzupassen. Sozusagen ein Minijetlag unter erschwerten Bedingungen. Und auch beim richtigen Zeitzonenflug fällt uns die Umstellung nach einem Westflug mit der Verlängerung des Tages leichter als nach einem Ostflug. Eigentlich könnten wir uns das ersparen, wenn wir nicht zweimal im Jahr die Uhren umstellen würden.

Aber die gute Nachricht ist: Im Herbst, bei der Umstellung auf die Winterzeit – oder besser gesagt: Rückumstellung auf die Normalzeit – fällt es uns leicht, weil wir dann einen 25-Stunden-Tag haben. Da freut sich sogar unsere Innere Uhr, denn das ist genau ihr Rhythmus. Sie würde gerne immer in einem 25-Stunden-Takt laufen, denn das ist ihr angeborener Rhythmus, wie wir aus Isolationsexperimenten wissen, bei der Versuchspersonen völlig zeitlos leben. Sie tun dies dann in einem 25-Stunden-Tag. Wir kennen diesen biologischen

Wunsch nach späterem Tagesbeginn vielleicht vom Wochenende. Aber die Sonne zwingt uns nun einmal unerbittlich ihren 24-Stunden-Tag-Nacht-Wechsel auf. Demzufolge genießen viele Menschen bei der Umstellung auf die Winterzeit den verlängerten Herbsttag und das Ausschlafenkönnen an wenigstens einem Montag.

> Die Uhrenumstellung ist nicht nur überflüssig, sie bringt auch Nachteile mit sich.

Am sinnvollsten wäre es allerdings, die Sommerzeit gleich ganz abzuschaffen oder dauerhaft beizubehalten. Die Uhrenumstellung ist nicht nur überflüssig, sie bringt nur Nachteile mit sich.

15

Der blaue Montag

Der Montag war schon immer ein besonderer Tag, allerdings kein Freudentag. Auch der Begriff »Monday morning blues« mit seinem Hinweis auf eine gedrückte Stimmung am Montagmorgen deutet darauf hin; ob amerikanische Fernsehserien, wie zum Beispiel »Monday mornings« oder Musikstücke. So die »Mamas and Papas«, die 1966 sangen: »Monday, monday, can't trust that day«, oder Lieder wie: »I don't like mondays« und »Manic monday« belegen, dass der Montag ein ungeliebter Tag ist. Bei uns sind Bezeichnungen wie »blauer Montag« oder auch »Montagsauto« feste Begriffe. Der schlechte Ruf des Montags hat auch seine Gründe. An diesem Tag wird regelmäßig über Müdigkeit, verringerte Leistungsfähigkeit und schlechte Stimmung geklagt. Und da

> Am blauen Montag wird regelmäßig über Müdigkeit, verringerte Leistungsfähigkeit und schlechte Stimmung geklagt.

wir im Durchschnitt über 4.000 Montage in unserem Leben durchstehen müssen, ist verständlich, dass es lohnt, sich diesem Thema zu widmen.

Der blaue Montag ist keine Einbildung. Dies belegen Studien, die gezeigt haben, dass am Montag im Vergleich zu den anderen Wochentagen in der Tat die Leistungsfähigkeit geringer ist, es zu mehr Arbeits- und Maschinenunfällen kommt und die Herzinfarktrate bei Männern am höchsten ist. Außerdem werden am Montag mehr Selbstmordversuche verübt im Vergleich zu den anderen Wochentagen. Auf die bekannte schlechtere Leistungsfähigkeit am Montag reagierte man, indem dieser Tag oft zur Reparatur bzw. Bereitstellung der Arbeit für die Woche eingeplant wurde und die eigentliche Arbeit erst am Dienstag begann. Und der Begriff des »Montagsautos« nimmt Bezug auf die erhöhte Fehlerrate bei der Arbeit, die zu mangelhafterer Produktion führen soll.

Neu ist der blaue Montag nicht. Im Mittelalter glaubte man, dass der Montag ein Unglückstag sei. Entlarvend war damals die Beschreibung des Montags sowohl als »fauler«, aber auch als »guter« Tag. Damit lässt sich erklären, dass schon damals versucht wurde, die Tradition des arbeitsfreien Fastenmontags auszudehnen und alle Montage als arbeitsfrei zu gestalten. Nicht nur nach Feiertagen wie Ostern oder Pfingsten, wie heute noch üblich. Als auch noch begonnen wurde, den Dienstag ebenfalls frei von Arbeit zu gestalten, wurde es der damaligen Ob-

Im Mittelalter glaubte man, dass der Montag ein Unglückstag sei.

rigkeit doch zu viel, sodass in den meisten Berufen wieder an beiden Tagen gearbeitet werden musste. Ausnahmen bis heute sind das Friseurhandwerk und die Gastronomie sowie zahlreiche Museen. Lange hatten auch die Bäckereien montags geschlossen.

Der Montag ist aber auch ein besonderer Tag. Er stellt in den meisten Ländern den Beginn der Arbeitswoche dar. Die UNO legte 1978 international den Montag als Wochenbeginn fest, während dies früher der Sonntag war. Nach der meist zweitägigen Freizeit des Wochenendes heißt es für die arbeitende und lernende Bevölkerung am Montag, wieder früher aufzustehen und den Tag am Arbeitsplatz, an der Schule oder der Universität zu verbringen.

Ursache für das Herausstechen des Montags ist das freie Wochenende. Der Sonntag als ursprünglich religiös begründeter Ruhe- und Gebetstag unterbrach die Abfolge der Arbeitstage und mit der Einführung der 5-Tage-Woche gesellte sich für viele Arbeitende seit den 1950er-Jahren auch noch der freie Samstag hinzu. Diese wohlverdiente Pause, die den Menschen Gesundheit, Wohlbefinden und auch Leistungsfähigkeit ermöglichte, lässt aber die Illusion entstehen, dass das ganze Leben doch so weitergehen könnte. Aber dann kommt der Montagmorgen, der dem Ganzen unerbittlich ein Ende setzt. Hier entfaltet sich der Begriff »Morgengrauen« in seiner ganzen Doppeldeutigkeit.

Am Wochenende verschieben sich die biologischen Rhythmen.

Am Wochenende wird anders gelebt als in der Woche. Die Tagesstruktur ist verändert. Das spätere Aufstehen und Zubettgehen hat auch Auswirkungen auf den Schlaf-Wach-Rhythmus und damit auf unsere biologischen Rhythmen überhaupt. Diese Verschiebung entspricht der Tendenz des zugrundeliegenden Rhythmus unter frei gewählten Bedingungen, auf einen späteren Zeitpunkt zu drängen. In Studien konnte eine solche Verschiebung bestätigt werden. Als Folge sind am Montagmorgen die Rhythmen bereits verschoben und der Tag beginnt dann relativ zu früh. Das Ergebnis ist ein Wochenend-Jetlag. Aber bereits am Sonntagabend macht sich diese Verschiebung bemerkbar, wenn versucht wird, relativ früher, nämlich wieder im normalen Wochentagsrhythmus, schlafen zu gehen. Die Folgen sind Einschlafstörungen und damit eine verkürzte Schlafdauer mit all ihren Konsequenzen für Gesundheit und Leistungsfähigkeit. Erst nach einem Tag stimmt der biologische Rhythmus wieder mit dem gewohnten Schlaf-Wach-Rhythmus in der Woche überein. Am Montagmorgen hingegen fahren viele zu einem Zeitpunkt in die Arbeit, zu der Körper und Geist noch auf Schlaf programmiert sind. Die Folge ist eine erhöhte Anzahl von Verkehrsunfällen am Montagmorgen.

Weiterhin sind auch psychologische Faktoren am Wochenende zu beachten, die den Wochenbeginn als problematisch erscheinen lassen. Bereits am Sonntag sind viele angespannt in Erwartung des nächsten Tages und seiner Arbeitsbelastung. Auch wenn manche am Montag gerne an den Arbeitsplatz zurückkehren, bleibt die Anspannung erhalten und schmälert den Genuss des Wochenendes und des Schlafes. Die Mehrzahl der Menschen vermuten, dass sie in der

Nacht von Sonntag auf Montag am schlechtesten schlafen. Für das Wochenende gilt nun einmal: Das Schönste am Sonntag ist der Samstag.

Die Nacht von Sonntag auf Montag ist für viele die schlechteste Nacht.

Woher der Begriff »blauer Montag« stammt, ist relativ unklar. Bei uns gibt es auch die bekannte Bezeichnung »blaumachen« für »nicht arbeiten«. Vielleicht entstand der Zusammenhang »blau« und »nicht arbeiten«, weil früher beim Färben der Stoffe in den Farbton Blau der arbeitsfreie Montag erforderlich war. Oder weil in der Fastenzeit die Kirchen am Montag blaue Fahnen aufzogen.

Die Chronobiologie, die sich mit der wissenschaftlichen Relevanz biologischer Rhythmen befasst, vor allem dem 24-Stunden-Rhythmus, untersuchte auch, ob es einen endogenen 7-Tage-Rhythmus, einen sogenannten circaseptanen Rhythmus gibt. Auch hier ist noch unklar, ob uns ein solcher Rhythmus durch die 7-Tage-Woche vorgegeben oder durch eine spezielle Innere Uhr erzeugt wird.

Auf jeden Fall erscheint es plausibler, dass der blaue Montag durch eine Verschiebung biologischer Rhythmen am Wochenende, mit Schlafstörungen von Sonntag auf Montag und verringerter Leistungsfähigkeit am Montag, sowie der Wirkung psychologischer Faktoren in Erwartung der Arbeitswoche zu erklären ist.

Es gäbe eine Strategie, den blauen Montag zu verhindern, nämlich am Wochenende durchzuarbeiten. Aber das kann nicht wirklich empfohlen werden. Eine Pause braucht der Mensch, er ist ja schließlich keine Maschine.

16 Der Schlaf des Sportlers

Der Mensch ist, wie alle Lebewesen, ein sich selbst regenerierendes System. Nach einer bestimmten Zeit der Aktivität benötigt er eine Phase der Ruhe, um Regenerations- und Speichervorgänge durchführen zu können. Diese Phase ist durch äußere Ruhe gekennzeichnet, wobei der dann stattfindende Schlaf aber, entgegen dem äußeren Anschein, als ein hochaktiver, regelhaft sich ändernder Prozess abläuft. Vom zeitlichen Verlauf her ist der Schlaf eingebettet in einen 24-Stunden-Rhythmus und sein optimaler Zeitpunkt ist von inneren Uhren vorgegeben. Dies ist der Zeitraum um das nächtliche Temperaturminimum (gegen 3 bis 4 Uhr). Viele andere biologische Funktionen zeigen hier Maximal- bzw. Minimalwerte. Diese ausgeprägte Funktionsineffektivität und Labilität der verschiedenen Organsysteme wird hier mit Schlaf überbrückt. Erholungsfunktionen, die durch unsere alltägliche Aktivität unterdrückt werden, können dann maximal tätig sein. Hierin könnte eine der Funktionen des Schlafes liegen: Überbrückung eines Zeitraumes, der für die Interaktion mit der Umwelt ineffektiv ist und gleichzeitig die Möglichkeit zur Aktivierung von Funktionen bietet, die mit motorischer Aktivität inkompatibel sind. Zu diesen Funktionen gehören die notwendigen Regenerations- und Speicherungsaktivitäten. Der Organismus hat sich über die Innere Uhr an die äußeren Bedingungen angepasst und legt den Zeitraum für Schlaf während der dunklen Nacht fest. Hier sind sowohl die äußeren Bedingungen (Dunkelheit, Kälte, Monotonie) als auch die inneren Bedingungen (geringe Leistungsfähigkeit, Kreislauflabilität, Müdigkeit) dafür geeignet, sich von äußeren Aktivitäten zurückzuziehen und die Zeit für Erholung und Regeneration zu nutzen.

Auf Belastung, gleich ob alltäglicher Art oder unter besonderen Bedingungen wie intensivem Sport, reagiert der Körper mit verstärkten Regenerationsvorgängen. Diese können Sekunden benötigen, aber auch Stunden oder sogar Wochen. Im Stundenbereich liegt der Schlaf, welcher durchschnittlich 7 Stunden dauert. Der Erholungswert des Schlafes kann über die Schlafdauer, aber noch deutlicher über die Qualität des Schlafes definiert werden. Hier ist vor allem der sogenannte Tiefschlaf von Bedeutung, der normalerweise in den ersten 4 bis 5 Stunden einer Schlafzeit liegt. Mehr Tiefschlaf bedeutet verstärkte Regeneration. Insbesondere das während des Tiefschlafes ausgeschüttete Wachstumshormon ist in diesem Zusammenhang zu nennen. Es ist für Muskel-, Haut- und

Auf Sport reagiert der Körper mit verstärkten Regenerationsvorgängen.

Haarwachstum verantwortlich. Dieses Hormon verändert die Zusammensetzung unseres Körpers mit mehr Muskelmasse und weniger Fettgewebe. Neben der Erhöhung der Muskelkraft ist es auch für eine Zunahme an Knochenmasse verantwortlich.

Als weitere Auswirkung des Schlafes im Zusammenhang mit Sport ist die nächtliche Abspeicherung von neu gelerntem Wissen und Erfahrungen zu sehen. Nachts, im Schlaf, spult das Gehirn die gleichen Prozesse auf neuronaler Ebene ab, die es tagsüber während der Übungen oder der Lernvorgänge durchführte. Dieser Vorgang wird unter dem Begriff »Replay-Theorie« gefasst. Er betrifft nicht nur das Lernen von Wissen, sondern auch von psychomotorischen Abläufen, welche ja gerade für viele Sportarten mit bestimmten Bewegungsabläufen von großer Bedeutung sind. Dieses mentale Training führt zu einer Festigung der Lerninhalte, sodass nach dem Schlaf das Wissen besser erinnert wird und gelernte Bewegungsmuster besser sitzen. Diese Lernvorgänge scheinen hauptsächlich während der zweiten Schlafhälfte abzulaufen.

Während der Zeit des Tiefschlafes regeneriert sich vor allem auch unser Immunsystem, um im täglichen Kampf gegen Infektionen und andere Erkrankungen besser gerüstet zu sein.

Nicht zuletzt sollte in diesem Zusammenhang auch die Auswirkung des Schlafes auf unser Immunsystem genannt werden. Während der Zeit des Tiefschlafes regeneriert sich vor allem auch unser Immunsystem, um im täglichen Kampf gegen Infektionen und andere Erkrankungen besser gerüstet zu sein. So erhöht zu wenig Schlaf das Risiko, eine Infektionserkrankung auszulösen. Der Begriff des »Sich-gesund-Schlafens« erhält hierdurch seine Bedeutung.

Sportliche Betätigung bis zu einem gewissen Grad führt zu einer Verbesserung des Schlafes. So zeigt sich eine Verlängerung der Schlafzeit und vor allem mehr Tiefschlaf nach dem Sport. Dies gilt für Menschen, die gerade erst vermehrte körperliche Bewegung aufgenommen haben, wie auch für diejenigen, die schon immer Sport treiben. Auch die schlafen nachweisbar besser. Das gleiche Bild ergibt sich bei älteren Menschen. Auch diese profitieren verstärkt vom Sport. Sport als Prävention von Schlafstörungen ist gut belegt: So lässt sich die Zunahme der Schlafstörungen im Alter durch regelmäßige körperliche Aktivität aufhalten.

Wichtig ist natürlich die Art, Dauer und Intensität. Ausdauersportarten, die den Kreislauf in Schwung bringen, führen eher zu besserem Schlaf im Vergleich zu Kraftsport, der überwiegend die Muskeln beansprucht. So positiv sich moderater Sport auf den Schlaf auswirkt, so negativ verhält es sich mit intensivem Sport. Exzessiver Sport, wie er auch in Form von »Übertraining« bekannt ist, führt zu neuroendokriner Fehlregulation mit verminderter Leistungsfähigkeit und zu gestörtem Schlaf mit seinen Konsequenzen. Die fehlenden Erholungspausen, die auch noch nicht nach einer einzelnen Erholungsnacht kompensiert werden können, führen zu einer gesteigerten Ermüdung, verringerter Regeneration und weniger Lerneffekten. Und hier dreht sich die Auswirkung der

Sportart um. Ausdauersportarten, exzessiv betrieben, wirken sich negativer auf den Nachtschlaf aus als Kraftsportarten.

Speziell in der Zeit vor einem Wettkampf kommt noch ein zusätzlicher schlafstörender Effekt hinzu. Der Stress in Erwartung der kommenden mentalen und physischen Belastung führt zur Anspannung, ein Zustand, der mit der für den Schlaf erforderlichen Ruhe nicht vereinbar ist. Beruhigend für den Sportler ist es zu wissen, dass gelegentlicher schlechter Schlaf sich nicht negativ auf seine Leistungsfähigkeit auswirken muss.

Auch die Tageszeit spielt beim Sport eine wichtige Rolle. Ein abendlicher Marathonlauf und die Schlafstörung ist vorprogrammiert. Auch langes abendliches Schwimmen putscht den Körper und Kreislauf eher auf, behindert den folgenden Schlaf. Gerade Leistungssportler können hier vieles falsch machen. Diese können bei übertriebenem Training unter Stresssymptomen mit Muskelerschöpfung, verschlechtertem Immunsystem und gereizter oder gedrückter Stimmung leiden. Und unter Stress ist der Schlaf beeinträchtigt und bei totaler Erschöpfung erst recht. Hier wäre es wichtig, einen richtigen Zeitplan einzuhalten, um diese Auswirkungen zu reduzieren. Der beste Trainingseffekt beim Sport wird am Nachmittag erreicht. Danach sollte die Ruhephase eingeleitet werden. Unabhängig von diesen Zeitvorgaben, die von den biologischen Rhythmen vorgegeben werden, sollte beachtet werden, dass unser Organismus auch

Der beste Trainingseffekt beim Sport wird am Nachmittag erreicht.

die Tageszeit beim Lernen miterfasst. Zu der Tageszeit, zu der trainiert wird, kann auch die Leistung am besten abgerufen werden. Insofern scheint es bei der Vorbereitung auf einen Wettkampf lohnend, die Trainingszeiten nach den Wettkampfzeiten auszurichten.

Lange Zeit wurde abgeraten, am späten Abend Sport zu treiben, dies würde den Schlaf stören. Aber auch am Abend verbessert moderater Sport den Schlaf. Der Körper muss ermüdet werden. Als Grenze sollten 2 Stunden vor dem Schlafengehen gesehen werden, bei weniger intensiver körperlicher Bewegung kann er sogar bis kurz vor dem Schlafengehen stattfinden. Ein »Zaubermittel« für guten Schlaf ist der abendliche Spaziergang. Auch das ist körperliche Bewegung, und zwar der ganz ruhigen Art. Sie fördert die Verdauung, entspannt Geist und Körper und geleitet so in den Schlaf. Und erholsamer Schlaf ist Grundvoraussetzung für Wohlbefinden, Gesundheit und Leistungsfähigkeit.

17

Schlaf und Reisen

Verreisen – für viele ein Traum – es kann aber auch zum Albtraum werden. Denn Reisen kann ganz schön anstrengend sein. Das fängt an mit Packen, einer ewig langen Anreise, fremden Ländern, anderem Klima und Essen, einer neuen Unterkunft und vor allem ungewohnten Betten und je nachdem auch noch einer völlig anderen Tageszeit bei der Ankunft. Jetzt muss man ja nicht gleich wie Fernando Pessoa behaupten: »Reisen? Existieren ist Reisen genug«, und zu Hause bleiben. Denn Reisen ist eine willkommene Abwechslung, eine notwendige Erholung und oft auch eine wichtige Bereicherung, ja – wenn nicht das ganze Drumherum wäre (siehe oben).

Viele verreisen mit ihrem Auto, aber was so bequem aussieht, hat's in sich, besonders bei der Hin- und Rückreise. Sicher, als Beifahrer ist dies weniger ein Problem, aber für den Fahrer selbst ist die Angelegenheit schon wesentlich fordernder. Er muss sich konzentrieren und das wird nun mal mit der Zeit anstrengend. Die zunehmende Müdigkeit, die dann zwangsläufig auftritt, wird häufig ignoriert. Diese Müdigkeit hängt nicht nur von der Reisedauer ab, sondern auch von der Tageszeit. Gemeint ist hier nicht nur die Dunkelheit der Nacht, sondern die Tatsache, dass biologische Rhythmen uns stärker beeinflussen, als wir glauben. Dieses Auf und Ab unserer körperlichen, geistigen und seelischen Funktionen hat zur Folge, dass wir vor allem am frühen Morgen, aber auch am Nachmittag, ein absolutes Tief in unserer Leistungsfähigkeit haben und massiv mit Müdigkeit kämpfen müssen. Die Folge: Die häufigste Ursache schwerer Verkehrsunfälle auf Autobahnen ist das Einschlafen am Steuer. Diese Unfälle treten meist in den frühen Morgenstunden sowie nachmittags gegen 14 Uhr auf. Genau zu den Zeiten unserer »biologischen Tiefs«. Und sie passierten sicher auch durch den Versuch, diese Tiefs zu ignorieren. Und dass dies mit Reisen zu tun hat, erkennt man daran, dass diese Unfälle zur besten Reisezeit deutlich zunehmen: in den Reisemonaten und am Samstag. Übrigens wird das Risiko für Einschlafunfälle erhöht durch schlafende Beifahrer, geringe Verkehrsdichte, gerade Streckenführung und lange Fahrzeiten. Des Weiteren treten relativ viele Einschlafunfälle an Baustellen auf.

> Die häufigste Ursache schwerer Verkehrsunfälle auf Autobahnen ist das Einschlafen am Steuer.

Fehler werden aber auch schon bei Beginn der Reise gemacht. Losgefahren wird in den Abend- oder Nachtstunden, um dem dichteren Verkehr am Tage auszuweichen. Hierdurch setzt sich aber der Fahrer der Gefahr aus, über sein biologisches Tief hinweg zu fahren. Er meint also, einem Risiko auszuweichen (Verkehrsdichte), begibt sich aber dabei in eine viel größere Gefahr (biologisches Tief). Viele kennen das Nachttief aus eigener Erfahrung. Meist so gegen 3 oder 4 Uhr nachts drohen die Augen trotz heftiger Gegenwehr zuzufallen. Man ist froh, wenn man diesen »toten Punkt« überwunden hat und wieder wacher wird. Einerseits kann man auch froh sein, denn man ist einer völlig unterschätzten Gefahr entronnen. Da das Einschlafen plötzlich erfolgt, ist es häufig das »letzte« Einschlafen, denn viele dieser Unfälle enden tödlich. Andererseits sollte dringend verhindert werden, überhaupt in eine solche Situation zu kommen. Aus diesem Grunde ist von Nachtfahrten abzuraten und dies erstaunlicherweise vor allem bei jüngeren Fahrern, die werden nämlich nachts müder als ältere Autofahrer.

Von Nachtfahrten ist abzuraten und dies vor allem bei jüngeren Fahrern.

Zusätzlich müssen Reisen vorbereitet werden und es gibt auch noch unmittelbar vor der Abfahrt viel zu tun. Die Folge: Stress und damit schlechter Schlaf in der Nacht vor der Abreise. Das wiederum bedeutet mehr Müdigkeit. Und die steigert sich mit der Fahrtdauer, wobei manche Fahrer gar nicht merken, wie müde sie sind. Es gibt da nämlich ein Paradoxon: Je müder jemand ist, desto weniger müde glaubt er zu sein. Ähnlich wie beim Alkoholkonsum, von daher hat der Begriff »Schlaftrunkenheit« eine mehrfache Bedeutung. Die Gefahr des Einschlafens am Steuer steigt erheblich und die Folgen können fatal sein.

Nicht so gravierend ist die Situation, wenn der Reisende ein Flugzeug benutzt. Ist dies ein längerer Flug nach Osten oder Westen, wird er sich am Ziel in einer völlig anderen Tageszeit wiederfinden. Seine biologischen Rhythmen sind darauf nicht eingestellt, da sie erst einmal nach der alten Zeit weiterticken. So langsam stellt sich die innere Uhr zwar um, aber pro übersprungene Zeitzone dauert dies schon einen Tag. Die Umstellungszeit ist geprägt durch allerlei Unannehmlichkeiten. Der Reisende kann unter Schlafstörungen und Tagesmüdigkeit, aber auch Magen-Darm-Problemen leiden und insgesamt sehr unfit und wenig leistungsfähig sein. Die meisten Flugreisenden haben weniger Probleme mit einem Westflug als einem Ostflug und natürlich ist der Jetlag auch milder, wenn man wieder zu Hause angekommen ist.

Übrigens gelten all diese Hinweise nicht nur für Urlaubsreisen, sondern für Reisen überhaupt – und damit sind auch Dienstreisen oder Kongressreisen gemeint. Hier ist die Situation vielleicht aber noch riskanter, weil die Betreffenden sich am Zielort nicht entspannen können (zumindest meistens), sondern zusätzliche Leistung gefordert ist, wozu auch lang dauernde Besprechungen oder aufmerksamkeitsfordendes Zuhören in abgedunkelten Vortragssälen gehört.

Was kann man denn jetzt tun, um die Anpassung zu beschleunigen? Man sollte möglichst schon vor der Abreise seinen Tagesrhythmus in Richtung der neuen Tageszeit am Zielort verschieben. Allerdings hängt die Richtung des Verschiebens von der Himmelsrichtung ab, in die man verreist. Das bedeutet, dass bei Reisen nach Westen die Hauptmahlzeiten später eingenommen werden sollten und auch später ins Bett gegangen werden sollte. Bei Reisen nach Osten früher essen und früher ins Bett gehen und aufstehen. All das lohnt sich aber nur, wenn der Ferienaufenthalt länger dauert als die Anzahl der übersprungenen Zeitzonen; sonst bleibt man lieber im alten europäischen Tagesablauf.

Am Urlaubsort angekommen ist es wichtig, sich sofort dem dortigen Alltag anzupassen und nach der neuen Uhrzeit zu richten, am Leben teilzunehmen und ans Tageslicht zu gehen. Denn Tageslicht erleichtert die Anpassung der Inneren Uhr an den neuen Rhythmus. Beim Jetlag handelt sich um ein relativ kurzfristiges Problem und man könnte, in Absprache mit dem behandelnden Arzt, auch die Einnahme eines kurzwirksamen Schlafmittels für wenige Nächte erwägen. Viele Menschen nehmen bei Reisen über mehrere Zeitzonen synthetisch hergestelltes Melatonin ein. Melatonin wird auch vom Körper nachts produziert und reguliert den Schlaf. Es wird im Ausland gerade bei Jetlag empfohlen. Die Wirksamkeit wird aber als gering beschrieben.

> Tageslicht erleichtert die Anpassung der Inneren Uhr an den neuen Rhythmus.

Und der Schlaf selbst? Oft findet der Reisende ein ungewohntes Klima vor. »Heiße Nächte« können zwar den Erlebniswert des Urlaubs steigern, aber auch den Schlaf beeinträchtigen. Zwar können Klimaanlagen die Schlafzimmertemperatur niedrig halten, sorgen aber für Zugluft und trockenes Klima. Viele Reisende schalten daher sinnvollerweise die Anlage ab, auch weil ihr Rauschen nicht gerade schlaffördernd ist. Ja und ohne Klimaanlage sollte versucht werden, das Schlafzimmer tagsüber möglichst kühl zu halten (Türen und Fenster schließen und Jalousien herunterlassen, nachts lüften). Abends oder nachts kann man duschen – oder wie wäre es, eine Wärmeflasche zur Kühlflasche (gefüllt in den Kühlschrank legen) umzufunktionieren? Als Trost für alle hitzegeplagten Urlauber: Im Sommer benötigen wir weniger Schlaf – also lieber etwas später ins Bett gehen, was manchem ja nicht ungelegen kommt.

Wo immer wir am Zielort wohnen, wir befinden uns in einer fremden Umgebung. Hierzu gehört auch ein ungewohntes Bett. Und da schläft es sich nicht so gut wie zu Hause. Das eigene Bett mitzunehmen, wäre doch etwas umständlich. Und trotzdem tun dies einige, zumindest die eigene Bettwäsche oder Oberbett und Kissen. Da das nicht immer ins Reisegepäck passt: Schon das eigene Kissen kann helfen, den Schlaf zu verbessern, und wie mir manche Reisende berichten: Es erinnert an zu Hause und übernimmt auch die Funktion einer Schmusedecke.

18

Der Winterschlaf

Kurz sind die Tage, lang die Nächte, außerdem kalt – November. Gerne denken wir an die warmen, langen Sommertage zurück. Aber nicht nur unsere Umwelt zeigt Veränderungen im saisonalen Wechsel. Wir Menschen senken, wie die meisten Tiere im Herbst und Winter, unsere Körpertemperatur. Wir benötigen auch mehr Zeit, um uns nach einer Abkühlung wieder zu erwärmen. Wir wiegen im Winter etwas mehr als im Sommer, und der Blutzuckerspiegel ist etwas höher. Das Auge passt sich dem Winter an, die Pupille schrumpft. Bei körperlicher Anstrengung steigen im Winter Puls und Blutdruck stärker als im Sommer. Gleichzeitig erkranken im Winter mehr Menschen an Herz und Kreislauf als im Sommer, und es sterben auch mehr an Herz-Kreislauf-Erkrankungen. Weitere jahreszeitliche Wechsel finden sich in der Stimmung der Menschen. So sind die Menschen in Herbst und Winter nervöser und schlechter gestimmt als in Frühjahr und Sommer, können sich schlechter konzentrieren und reagieren langsamer. Wir sind einfach im Winter weniger fit. Eine Ursache liegt wohl in der erhöhten Melatoninausschüttung, zu der die langen Winternächte führen.

Wir sind einfach im Winter weniger fit.

Melatonin macht uns müde, drückt Stimmung und Körpertemperatur. Der Sinn dieser Veränderung ist bei unseren Vorfahren aus der Steinzeit zu finden. Gerade sie mussten sich den veränderten Umweltbedingungen anpassen. Wie die Murmeltiere: Werden die Nächte lang und die Tage kürzer und kälter, wird das Nahrungsangebot geringer, fallen sie in den Winterschlaf. Der eigentliche Auslöser sind die längeren Nächte, denn längere Dunkelheit bedeutet mehr Melatonin. Säugetiere suchen für den Winterschlaf einen geeigneten Schlafplatz auf und bewegen sich nicht mehr, sie reduzieren Körperkerntemperatur und Stoffwechsel, manche sogar drastisch. Damit verringern sie ihren Grundumsatz, also den Energieverbrauch pro Tag, auf ein gleichmäßig niedriges Niveau. Während kleine Tiere im Winterschlaf ihren Stoffwechsel bis auf ein Hundertstel und ihre Körpertemperatur bis nahe an die Außentemperatur absenken (Winterstarre), können große Lebewesen ihre Körpertemperatur auf höherem Niveau halten. So bleibt die Körpertemperatur des Braunbären während des Winterschlafes trotz des verringerten Stoffwechsels fast auf Normalhöhe; er ist auch leicht weckbar und gehört zu den Tieren, die den Winterschlaf gelegentlich von sich aus unterbrechen, um Nahrung aufzunehmen. Und wir? Machen wir es wie die Bären?

Nicht wirklich, aber ein wenig Winterschlaf halten auch wir. Selbst in der heutigen technisierten Zeit schlafen wir länger. Auch wenn uns das offensichtlich wenig bringt, da wir ja am Tage sogar müder sind als in den Sommertagen mit kürzerem Schlaf. Leider wird auf diesen biologischen Vorgang vor allem in unserer Arbeitswelt wenig Rücksicht genommen. Welcher Chef ließe schon das Argument Winterschlaf für weniger Leistung gelten? Also müssen wir durch dieses Tal hindurch, was nicht jedem gelingt. So mancher endet dann in einer Winterdepression – bis es wieder Frühling wird.

Ein wenig Winterschlaf halten auch wir.

Es gäbe Alternativen. Und auch hier können wir von unseren tierischen Verwandten lernen. Wobei nicht alle Formen des Überwinterns nachahmenswert sind. Der Maikäfer verzichtet auf das Überleben im Winter und hinterlässt seine Nachfolger in Form von Eiern oder Larven. Eine zweite Form ist möglich und wird auch häufig praktiziert, zumindest im Rentenalter: die Methode der Zugvögel – auf in den Süden.

Oder (und das tun wohl die meisten von uns): Man unternimmt mehr Anstrengungen, um die vorhandenen Ressourcen besser auszunutzen, also die geringe Wärme und die wenige vorhandene Nahrung – wie die Vögel, die im Winter hierbleiben. Im Gegensatz zu den Tieren, die vor dem Winterschlaf fressen, um mit genügend Winterspeck auf den Rippen durch den Winter zu kommen, essen wir während des Winterschlafs, vor allem Kohlehydrate, vor allem Süßigkeiten. Dies kann bei dem einen oder anderen auch zu Übergewicht führen. Aber dazu gibt es dann die Fastenzeit im Frühjahr. Auch diese verstärkte Lust auf Süßes haben wir ja geschickt mit einem heidnischen und einem christlichen Fest kombiniert, dem Lichterfest und dem Weihnachtsfest, wo wir guten Gewissens unseren animalischen »Wintertrieben« frönen können. Das Erleuchten der dunklen Zeit mit Kerzen und Lampen ist auch eine Art Lichttherapie gegen den Winterblues, selbst wenn die Helligkeit doch deutlich zu niedrig ist.

Ist denn Winterschlaf gleich Schlaf? Bei den Tieren mit leichtem Winterschlaf wie der Schlafmaus wird nur noch NREM-Schlaf (Tiefschlaf) registriert, es gibt keinen REM-Schlaf mehr. Bei Tieren aber, die in einen tiefen Winterschlaf fallen, flacht das EEG ab und ist nicht mehr mit Schlaf vergleichbar. Bei diesen Tieren konnte gefunden werden, dass Sie regelmäßig aus dem Winterschlaf erwachen und ihre Körpertemperatur hochfahren, um zu – schlafen. Der Winterschlaf ist also nur mit unserem NREM-Schlaf vergleichbar. Auch bei uns Menschen ist der nach Schlafbeginn auftretende Tiefschlaf durch ein Absinken der Körpertemperatur, Verlangsamung der Atmung und des Herzschlags gekennzeichnet. Die wilde Träume des REM-Schlafes dagegen passen nicht in das Bild des Winterschlafes. Da bleibt noch manches im Dunkel der langen Winternächte verbor-

> Im Frühjahr steigen mit den länger werdenden Tagen und den wärmeren Temperaturen unsere Stimmung und Aktivität.

gen, und es wird Aufgabe der Grundlagenforschung sein, sie zu erhellen.

Aber das Frühjahr kommt. Und mit den länger werdenden Tagen und den wärmeren Temperaturen steigt unsere Stimmung und Aktivität. Und zwar in allen Lebenslagen, wie auch durch Untersuchungen über die Reproduktionshäufigkeit des Menschen gezeigt werden konnte. Die steigt an, und wir nennen das Frühlingsgefühle.

19 Guter Mond

»Du gehst so stille
Durch die Abendwolken hin.«*

Ja, und gerade deshalb wirkt er auf uns so geheimnisvoll, dieser Bleichling in wolkenloser Nacht. Das hat doch was. Da sind doch Kräfte am Werk, die auf uns wirken. Und wenn schon Ebbe und Flut durch den Mond verursacht werden, dann stehen doch auch wir unter seinem mächtigen Einfluss. Das glauben 92 % der Deutschen. Wachstum und Gedeihen bei Mensch, Tier und Pflanze – im Besonderen Krankheit, Geburt und Tod, Haare schneiden, Kochen, Essen, Waschen, Gartenarbeiten, Holz schlagen, Zahnarztbesuch, Unfälle und Schlafstörungen. Alles beeinflusst durch den Mond?

Alles beeinflusst durch den Mond? Falsch!

Falsch!

---

* »Guter Mond, du gehst so stille«, alte Volksweise

Der Mond ist ein ausgesprochen passiver Zeitgenosse. Er spiegelt nur das Licht der Sonne wider und wie jede Masse hat er auch eine Anziehungskraft, die allerdings geringer ist als bei zwei sich gegenüberstehenden Personen. Und die Anziehungskraft – aber vor allem die Erdumdrehung – beeinflussen Ebbe und Flut. Das hat aber nichts mit der Mondphase zu tun. Die Helligkeit wiederum ist viel zu niedrig, als dass sie beim Menschen eine biologische Wirkung zeigen könnte. Bei Tieren schon. So wird die Aktivität des Nachtfalters durch den Mond beeinflusst, aber nur durch die triviale Lichtwirkung in wolkenlosen Nächten. Und hierüber kann er auch bei Pflanzen wirken. Also nichts Geheimnisvolles. Der Mond wird überschätzt. So ist das »Mondholz«, welches zu einer bestimmten Mondphase geschlagen wird, genauso anfällig für Würmer, fault genauso wie jedes andere Holz. Aber es wird teuer verkauft. Dass dies an Betrug grenzt, zeigt die Arbeit »Mondholz – ein Fall für den Staatsanwalt?« aus dem Jahre 2003. Eine zusammenfassende Arbeit aus dem Jahre 1996 hat zahlreiche Studien erfasst und kam zu dem Schluss: »The moon was full – and nothing happened.« Es gibt, je nach Mondphase, nicht mehr oder weniger Komplikationen bei Operationen, nicht mehr Unfälle oder medizinische Notfälle, nicht mehr Geburten. Die Ergebnisse sind eindeutig.

Und was sagt die Psychiatrie zu lunaren Einflüssen? Als Wissenschaft hat sie sich auch dem Thema Mond gewidmet, ob er Einfluss auf unsere Seele, auf Denken, Verhalten und Krankheiten haben kann – und sie allesamt widerlegt. Nicht erst seit heute, sondern seit fast 300 Jahren, als die ersten diesbezüglichen Untersuchungen begannen. Vermutet wird allerdings, dass früher, als der Mond die einzige großflächige Lichtquelle war, die Menschen länger aufblieben und somit kürzer schliefen. So traf sich in London die »lunar society« am Abend nur bei hellen Vollmondnächten, weil sie dann auch wieder heimfanden in was für einem Zustand auch immer. Der Mond hatte in jener Zeit schon immer etwas Positives, so wie es in der alten Volksweise vom »Guten Mond« weiter heißt:

»Leucht freundlich jedem Müden
In das stille Kämmerlein
Und dein Schimmer gieße Frieden
Ins bedrängte Herz hinein.«

Von Schlafstörungen war also nicht die Rede. Im Gegenteil, eher von einer heilsamen Wirkung – der Mond als Therapeutikum. Zum Thema Schlaf gibt es genügend Untersuchungen, die belegen, dass die Mondphase keinen Einfluss auf Schlaf und Schlafstörungen hat. So die Studie aus Österreich aus dem Jahre 2003, die über sechs Jahre hinweg keinen Zusammenhang zwischen Mondphase und Schlaf finden konnte. Auch wenn es immer wieder einzelne Arbeiten gibt, die einen Zusammenhang zum Mond gefunden zu haben glauben, die wesentlich größere Zahl der Studien, die keinen Einfluss ergaben, widerlegt, dass der Mond Schuld

Untersuchungen belegen, dass die Mondphase keinen Einfluss auf Schlaf und Schlafstörungen hat.

haben könnte. Gelegentlich werden sogar von »Mondgläubigen« Studien als Beleg für einen Einfluss des Mondes zitiert, die selbst ausdrücklich angeben, dass ihre gefundenen Ergebnisse nicht durch den Mond hervorgerufen werden, wie eine Schweizer Arbeit aus dem Jahre 2013.

Aber trotzdem klagen viele Menschen über Schlafstörungen bei Vollmond. Warum? Dafür gibt es mehrere Erklärungen: Die selbsterfüllende Prophezeiung, bei Vollmond schlechter zu schlafen, lässt uns dann auch wirklich schlechter schlafen. In diesem Fall müssen wir aber wissen, dass Vollmond ist.

Das brauchen wir nicht bei der selektiven Wahrnehmung, einer weiteren Erklärungsmöglichkeit. Nach einer schlechten Nacht wird nach Erklärungen gesucht, und wenn gerade Vollmond war – dann haben wir die Erklärung. Das merken wir uns natürlich, auch weil es unsere bisherigen Annahmen bestärkt. Die schlechten Nächte, die wir nicht bei Vollmond erlebten, vergessen wir. Ein allgemeines psychologisches Phänomen, welches auch in vielen anderen Lebensbereichen wirksam ist und zur Entstehung von Aberglauben beiträgt.

Wenn ich weiß, warum ich schlecht schlafe, kann ich beruhigter »schlecht schlafen«.

Weiterhin spielt eine Rolle, dass wir grundsätzlich nach Erklärungen suchen, weil dann vieles leichter erträglich ist. Rast das Herz, bin ich nicht weiter beunruhigt, wenn ich gerade schnell gelaufen bin. Rast es und ich weiß nicht warum, kann das schon Angst machen. Auf den Schlaf bezogen kann das bedeuten: Wenn ich weiß, warum ich schlecht schlafe, kann ich beruhigter »schlecht schlafen«. So gesehen, kann uns der Glaube an die Macht des Vollmonds Schlafstörungen besser ertragen helfen - über eine Placebo-Wirkung. Vielen hilft es auch, eine größere natürliche Ordnungskraft anzunehmen, die uns Vorhersagen erlaubt und das Leben somit einfacher gestalten lässt, ein geradezu religiöser Aspekt.

Aber selbst die heftigsten Befürworter des Mondeinflusses, die mit ihren Büchern sehr viel Geld verdienen, können nicht erklären, wie der Mond auf uns wirken sollte, welche Kräfte da im Spiel sein sollen. Und die Mondphase – Neumond, Halbmond oder Vollmond –, das ist doch nur ein beleuchtungstechnischer Effekt. Schließlich ist der Mond immer voll da – wenn er da ist.

Wie sagte schon Matthias Claudius:

»Seht ihr den Mond dort stehen?
Er ist nur halb zu sehen
Und ist doch rund und schön.«

Und daran sollten wir uns erfreuen.

20

Die jahreszeitliche Bedeutung des Lichts

Licht ist ein wesentlicher Bestandteil unserer natürlichen Umwelt. Die Sonne galt schon vor Jahrtausenden als eine göttliche Kraft. Wenn dies auch auf eher heidnische Gebräuche schließen lässt, so hat sich doch auch die Tierwelt diesem Einfluss nicht entzogen und ihre Aktivitätszeit und damit Schlafzeit von der Dauer des hellen Tages bestimmen lassen. Das gilt zumindest für die lichtaktiven Tiere, deren Wahrnehmungsorgane einer bestimmten Helligkeit bedürfen, um funktionieren zu können.

Zu diesen Lebewesen zählt auch der Mensch. So ist es nicht verwunderlich, dass in früherer Zeit die Sonnenuhren als allgemeingültiges Zeitmaß galten. Da sich jedoch im Laufe des Jahres die Tageslänge veränderte, wurde die Zeitspanne zwischen Sonnenaufgang und Sonnenuntergang in zwölf gleiche Zeiteinheiten unterteilt. So setzte man der natürlichen Veränderung der Tageslänge über das Jahr eine konstante Unterteilung entgegen mit der Folge, dass die »Winterstunde« wesentlich kürzer war als die »Sommerstunde«.

In der technisierten Zeit hat sich der Mensch von seiner natürlichen Umwelt jedoch weitgehend unabhängig gemacht: Er ersetzt die Außentemperatur durch geheizte Räume und das Sonnenlicht durch künstliche Beleuchtung. Dies fördert unsere Arbeitseffektivität; doch dürfen wir dabei unser biologisches Erbe nicht übersehen.

Und nach unserem biologischen Erbe reagieren wir weiterhin als lichtaktive Wesen auf die natürlichen Veränderungen des Lichts. Aber wie wirkt Licht auf uns?

Seit Anfang der Achtzigerjahre des 20. Jahrhunderts wissen wir das endlich. Untersuchungen und Zufallsbefunde aus den USA zeigten uns den Weg, den das Licht in unserem Organismus nimmt. Das auf unser Auge fallende Licht wird von der Netzhaut (Retina) zu den suprachiasmatischen Kernen geleitet, einer Struktur im Gehirn, die sich hinter den Augen oberhalb der x-förmigen Kreuzung der beiden Sehnerven befindet. Diese Kerne sind die wohl wichtigste Schaltstelle unserer inneren Uhr. Sie dirigieren den zeitlichen Verlauf praktisch sämtlicher Funktionen in unserem Organismus und halten sie im Gleichtakt.

Wir sind lichtaktive Wesen und ursprünglich für den Aufenthalt im Freien vorgesehen.

Aber dieser Dirigent ist nicht nur verantwortlich für die innere Harmonie im Körper, sondern auch für den zeitlichen

Abgleich mit der Außenwelt. Somit führt er nicht nur eine interne, sondern auch eine externe Synchronisation durch. Von daher ist es kein Zufall, dass er Verbindungen nach »außen« über das Auge hat und somit über die externen Lichtverhältnisse »Bescheid« weiß.

Die suprachiasmatischen Kerne im Gehirn geben ihre Lichtinformationen weiter – aber nur dann, wenn dieses Licht eine bestimmte Mindesthelligkeit besitzt, und zwar über 2500 Lux. Das Spektrum des Lichts spielt hierbei auch eine Rolle.

Empfänger dieser Lichtbotschaft ist die Zirbeldrüse, auch Pinealorgan oder Epiphyse genannt. Dieses Organ ist für die Ausschüttung vieler wichtiger Hormone verantwortlich. Schon die alten Griechen beschäftigten sich mit dieser Drüse und nannten sie ein »Stützgewebe für die großen Hirnnerven«. Descartes vermutete in der Epiphyse den Sitz der Seele und schrieb ihr eine zentrale Rolle bei psychischen Phänomenen und in der kognitiven Verarbeitung zu. Gesteuert von der Lichtinformation der suprachiasmatischen Kerne, schüttet die Zirbeldrüse bei Dunkelheit das Hormon Melatonin aus. Beträgt die Helligkeit »draußen« über 2500 Lux, wird die Produktion gestoppt mit der Folge, dass bei uns nachts regelmäßig dieses Hormon ausgeschüttet wird – somit ist es sozusagen ein

> Wird der Mensch nachts einem Licht von über 2500 Lux ausgesetzt, reduziert sich die Ausschüttung des „Dunkelhormons" sofort - und wir werden hellwach.

»Dunkelhormon«. Wird der Mensch nachts einem Licht von über 2500 Lux ausgesetzt, reduziert sich die Ausschüttung dieses Hormons sofort – und wir werden hellwach. Deshalb sollte man, wenn man nachts zur Toilette gehen muss, nach Möglichkeit nur gedämpftes Licht einschalten. So findet man nach erledigtem Geschäft schnell wieder in den Schlaf zurück.

Das lichtempfindliche »Dunkelhormon« Melatonin, welches wir nachts ausschütten, macht uns müde und drückt die Stimmung.

Was bewirkt nun dieser Gegenspieler des Lichts? Melatonin löst sehr komplexe Wirkungen aus. So greift es beispielsweise modulierend in unser Immunsystem ein; bei Stress findet ein Anstieg der Melatoninproduktion statt. Im Tierversuch führt Melatonin zur Schrumpfung der Keimdrüsen (Hoden, Eierstöcke); wegen dieser Deaktivierung des Reproduktionssystems wurde auch in den Sechziger- und Siebzigerjahren versucht, den Stoff als Kontrazeptivum einzusetzen, als Antibabypille sozusagen.

Auf den Menschen wirkt Melatonin schlafanstoßend und stimmungsdrückend und stellt unseren Organismus auf den Schlaf ein. Hierzu gehört ja nicht nur die schlafanstoßende Wirkung, sondern auch die Umstellung vom ergotropen (auf Aktivität ausgerichteten) Funktionszustand des Tages auf den trophotropen (auf Ruhe ausgerichteten) Zustand der Nacht, der fast alle unsere Funktionen betrifft.

Auch Menschen halten »Winterschlaf«

Die Melatoninausschüttung ist vom Licht abhängig, und dieses verändert sich ja nicht nur über Tag und Nacht, sondern auch, wie bereits erwähnt, übers Jahr hinweg. Die Jahreszeiten sind vor allem durch klimatische Veränderungen, aber auch durch die Änderung der Tageslänge und -helligkeit gekennzeichnet. Die Lebewesen in der Natur sind diesen Schwankungen ständig ausgesetzt. Dies traf sicher ebenso auf den Menschen der Urzeit zu; aber selbst in unserer heutigen technisierten Welt können wir uns den jahreszeitlichen Veränderungen nicht gänzlich entziehen. Von daher könnte man die Murmeltiere beneiden. Werden die Nächte lang und die Tage kürzer, ist es draußen meist düster und kalt, so fallen sie in den Winterschlaf. Wir dagegen leben fast im gleichen Rhythmus weiter. Aber nur fast, denn ein wenig »Winterschlaf« halten auch wir. Wir schlafen länger als im Sommer, sind weniger aktiv, unsere Stimmung ist eher gedrückt, wir sind müder als sonst, und viele unserer Körperfunktionen arbeiten im Schongang. Offenbar passen sich unsere Lebensvorgänge den Jahreszeiten an, und früher war das auch sinnvoll, denn für unsere Vorfahren war das Nahrungsangebot knapp, und die lebensfeindlichen Umweltbedingungen legten es nahe, sich in eine Höhle zurückzuziehen, auf Sparflamme zu schalten und zu »warten«, bis es wieder hell und warm wurde.

Verursacht werden diese so genannten saisonalen Schwankungen in unseren Körperfunktionen und unserer Stimmungslage vor allem durch die Änderung des Tageslichts. Der Wintertag ist nur halb so lang und nicht so hell wie ein Sommertag. Somit gelangt weniger helles Licht über die Augen auf die suprachiasmatischen Kerne, und die Ausschüttung des Hormons Melatonin wird verstärkt. Deshalb sind wir im Winter müder, weniger aktiv, hungriger, unsere Stimmung verschlechtert sich und wir schlafen mehr. Also: Weniger Tageslicht versetzt uns in den »Winterschlaf« (siehe Kapitel 18: Der Winterschlaf).

Umgekehrt wirkt helles Licht gegen Müdigkeit – diese Erkenntnis hat inzwischen auch bei den Architekten Beachtung gefunden. Nicht zufällig wendet sich die Architektur schon seit längerer Zeit wieder dem Tageslicht zu. Das ist zum Beispiel daran abzulesen, dass neue Verwaltungsgebäude nicht mehr mit überwiegend künstlich beleuchteten Großräumen geplant werden, sondern mit fenster- und damit tageslichtorientierten Einzel- oder Kombibüros. Auch greifen Architekten und Lichtplaner die wissenschaftlichen Erkenntnisse der Fotobiologie nun gezielt auf und setzen sie um: So achtet man beispielsweise bei der Gestaltung von Altersheimen auf viel Tageslicht und hohe Beleuchtungsstärken, um Schlafstörungen zu mildern und die Aufmerksamkeit der Senioren tagsüber zu verbessern.

Helles Licht wirkt gegen Müdigkeit.

Licht macht gute Laune

Eine vor einiger Zeit erschienene wissenschaftliche Arbeit berichtet, dass in einer Klinik die depressiven Patienten, die zufälligerweise in den Zimmern auf der Südseite des Gebäudes untergebracht waren, eine signifikant kürzere Aufenthaltsdauer aufwiesen als solche, deren Zimmer auf der Nordseite lagen. Die helleren Zimmer an der Südseite wirkten also gleichsam wie eine antidepressive Therapie, obwohl das gar nicht beabsichtigt war.

Tatsächlich hat Licht eine stimmungsaufhellende Wirkung. Und genau das fehlt uns im Winter. Statistisch gesehen leiden 31 % der Bevölkerung im Winter unter einer deutlichen Stimmungsverschlechterung. Mehr oder weniger erlebt es jedoch fast jeder, dass im Winter seine Stimmung gedrückter ist. Als Krankheitsbild wird diese Störung Winterdepression oder saisonal abhängige Depressionsform (Seasonal Affective Disorder, kurz: SAD) genannt, ist international anerkannt und wird in den offiziellen Diagnosekriterien, die auch in Deutschland verwendet werden, aufgeführt. Mit einer Häufigkeit von circa 10 % der Bevölkerung kommt diese Depression natürlich seltener vor als die weitverbreitete Verstimmung im Winter. Und sie tritt vor allem in nördlichen Regionen auf. So zeigte eine amerika-

> 31 % der Bevölkerung leiden im Winter unter einer schlechten Stimmung, jedoch nur ca. 10 % haben eine echte Winterdepression.

nische Studie, dass in Alaska 28,3 % aller Menschen unter dem Krankheitsbild der Winterdepression leiden, während es im südlichen Florida nur 4 % sind. Dass es tatsächlich am Licht liegt, beweist eine Schweizer Studie, die zeigen konnte, dass Menschen, die sich seltener dem Tageslicht aussetzen, häufiger an SAD erkranken. Also entscheiden nicht nur die objektiven Lichtverhältnisse, sondern auch das »subjektive Lichtverhalten« darüber, ob eine SAD auftreten kann oder nicht.

Die unter dieser Erkrankung leidenden Menschen zeigen regelmäßig im späten Herbst eine Depression mit gedrückter Stimmung, Energieverlust, Leistungsabfall, vermehrtem Schlafbedürfnis und häufig auch einer Gewichtszunahme. Diese Symptome verschwinden im Frühling plötzlich wieder. Das Ausmaß dieser Depression kann sehr unterschiedlich sein. Häufig verläuft die Erkrankung relativ leicht, und der Betroffene »schleppt« sich einfach durch den Winter, ohne einen Arzt aufzusuchen; es gibt aber auch sehr schwere Formen dieser Erkrankung.

Lichttherapie gegen Winterdepression

Eine relativ neue Therapieform basiert auf uraltem Wissen. Schon im 2. Jahrhundert vor Christus wurde empfohlen, dass »Lethargiker in das Licht gelegt werden sollen und den Strahlen der Sonne exponiert werden sollen«. Der Schiffsarzt Frederick Cook setzte während einer Antarktisexpedition im Jahr 1898 künstliches Licht ein, um die Mattigkeit und Verstimmung der Schiffsbesatzung während der langen Nächte im Winter zu beheben.

Auch heute versucht man, das fehlende Licht durch künstliche Lampen zu ersetzen. Unter Lichttherapie wird die Bestrahlung einer Person mit Licht von einer Mindesthelligkeit von 2500 Lux über einen bestimmten Zeitraum verstanden. Die Wirkung wird nicht nur durch das vom Auge empfangene Licht erzeugt, sondern auch das Lichtspektrum ist entscheidend. Licht mit hohen Blau-Anteilen ist effektiver. Zur Vermeidung von Nebenwirkungen ist es dringend erforderlich, dass bestimmte Lichtanteile (UV-Anteile) herausgefiltert werden. Gebräuchlich ist bei Lampen mit einer Helligkeit von 10.000 Lux eine tägliche circa 20-minütige Anwendung zu einer bestimmten Tageszeit, bei der das Licht ins Auge fallen muss.

In der Tat ist die Lichttherapie das beste Mittel gegen eine Winterdepression. Es liegen Dutzende von kontrollierten Studien vor, die zum größten Teil in renommierten angloamerikanischen Zeitschriften, aber auch in deutschen Publikationen erschienen sind.

Aber eine Lichttherapie wirkt nicht nur bei dieser Erkrankung. Sehr gut bewährt hat sich diese Therapieform auch bei Schlaf- und Essstörungen. Selbst bei Gesunden wirkt das helle Licht aktivierend und stimmungsverbessernd. Offenbar holen wir uns mit einer solchen Speziallampe den Sommer in die Winterstube. Trotz dieser Erfolge und obwohl die Wirkung des hellen Lichts wissenschaftlich belegt werden konnte, ist diese Behandlungsform bei uns noch relativ unbekannt. Die Erfahrungen an unserem schlafmedizinischen Zentrum in Regensburg sind überwiegend positiv und entsprechen den bisher bekannten Ergebnissen – sowohl bei der Winterdepression als auch bei Schlafstörungen. Auch konnten wir beobachten, dass unsere Patienten sich zusätzlich zur verordneten Behandlung »heimlich« vor die Lampe setzen. Viele sind ganz begeistert von der Wirkung ihrer »Ersatz-Sonne«.

Eine einfache Behandlung ohne Nebenwirkungen

Die Durchführung der Behandlung ist einfach. Ungefähr 20 Minuten am Tag, am besten morgens, setzt sich der Betreffende vor eine bestimmte Lampe, die die notwendige Helligkeit hat, und meistens setzt bereits nach einigen Tagen die Wirkung ein. Man muss nicht unbedingt in die Lampe schauen; wichtig ist nur, dass das Licht in die Augen fällt. Die Behandlung kann beliebig oft wiederholt werden, Nebenwirkungen sind praktisch nicht bekannt. Die bisherigen Ergebnisse zeigen, dass sich circa 80 % der Patienten nach der Lichttherapie besser fühlten. Ähnliche Ergebnisse sind bei Behandlungen von Schlafstörungen bekannt. Die Lichttherapie wird in Deutschland von niedergelassenen Ärzten und Kliniken angeboten. In vielen Universitätskliniken wird sie routinemäßig ambulant durchgeführt. Häufig gibt der Therapeut dem Patienten die Lampe für eine geringe Miete über einen Zeitraum von zwei

> Das weihnachtliche Lichterfest ist eine antidepressive Selbstbehandlung.

bis vier Wochen mit, und bei Ansprechen auf die Lichttherapie wird dem Patienten empfohlen, sich eine Lampe zu kaufen. Somit kann die Behandlung zu Hause durchgeführt werden. Dies betrifft auch Menschen, die nicht unter einer Erkrankung leiden, sondern sich lediglich zur Steigerung ihrer Leistungsfähigkeit und ihres Wohlbefindens vor eine solche Lampe setzen. Als Lichttherapiegeräte sollten nur solche in Betracht kommen, die von den Experten empfohlen werden, da auch wissenschaftlich nicht überprüfte Produkte auf dem Markt sind.

Übrigens kennen wir auch eine traditionelle »Selbstbehandlung« im Winter. Das in den noch dunkleren skandinavischen Ländern stattfindende Lichterfest, das bei uns als Weihnachten fortlebt, wirkt mit seinem Lichterglanz und seiner vermehrten Zufuhr von Kohlehydraten (insbesondere in Form von Süßigkeiten) antidepressiv.

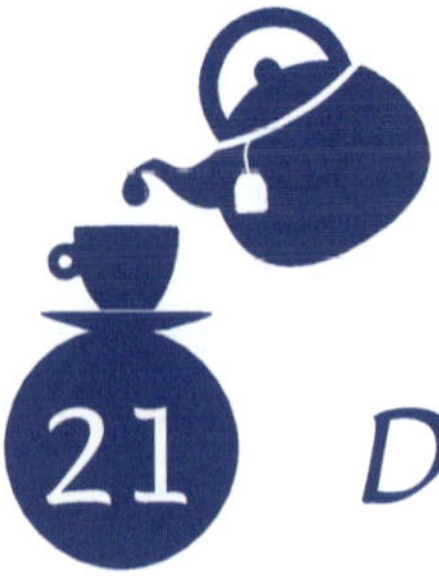

21 Der Multikulti-Schlaf

Wenn wir über den Tellerrand unseres Kulturkreises hinausschauen – gibt es auch da feste Schlafzeiten, Schlafdauern und Schlafrituale, und haben diese etwas mit den jeweiligen Lebensbedingungen zu tun? Vergleiche innerhalb Europas haben ergeben, dass Deutschland hier in einigen Bereichen Meister ist. Im Gegensatz zu den Spaniern, Italienern und Portugiesen gehen wir früh schlafen, schlafen am kürzesten und stehen morgens als Erste auf. Nur die Engländer haben ähnliche Schlafzeiten wie wir. Möglicherweise ist das der Grund dafür, dass die Bewohner dieser beiden mitteleuropäischen Länder tagsüber auch am müdesten sind. Eine österreichische Studie untersuchte die dortigen Schlafgewohnheiten und kam zu ähnlichen Ergebnissen wie bei uns, was nicht wirklich überrascht.

Die weltweiten kulturellen Unterschiede bezüglich der Schlafdauer scheinen eher gering zu sein. In klimatisch kühleren Ländern wie Finnland, England und Deutschland scheint man etwas kürzer zu schlafen, aber der maximale Unterschied beträgt 30 Minuten, was nicht eben viel ist. Außerdem geht man wohl in den nördlicheren Ländern früher zu Bett und steht früher auf. Anzumerken ist hier, dass es je nach Studie erhebliche Unterschiede in der Angabe der mittleren Schlafdauer gibt und aus diesem Grund eigentlich nur Vergleiche innerhalb einer Studie sinnvoll sind. Wir erkennen aus diesen Studien, dass unser Schlaf-Wach-Verhalten sehr durch unsere Arbeitswelt geprägt ist. In industrialisierten Gesellschaften ist daher kein großer Unterschied bezüglich unseres nächtlichen Schlafes zu erwarten.

Unser Schlaf-Wach-Verhalten ist sehr durch unsere Arbeitswelt geprägt.

Um zu verstehen, inwieweit unterschiedliche Umwelt- und Lebensbedingungen eine Rolle für das Schlafverhalten spielen, eignen sich Vergleiche mit exotischeren Ländern, die aber ein ähnliches Maß an Industrialisierung aufweisen. Hier bietet sich Japan an. Der auffälligste Unterschied ist die unübersehbare Neigung der Japaner, bei jeder sich bietenden Gelegenheit ein Nickerchen einzulegen. Diese Nickerchen-Kultur als Arbeitsverweigerungshaltung zu beschreiben, wäre aber völlig fehl am Platze, da die Japaner eher für ihren Fleiß bekannt sind. Häufige kurze Schlafepisoden am Tage sind gleichbedeutend mit hoher Arbeitsleistung – das sollte uns zu denken geben. Von daher lohnt es, sich näher mit dem Schlaf der Japaner zu befassen. In Japan gibt es keine so strikte Trennung zwischen Schlafen und Wachen, sowohl im privaten Bereich (es ist selbstverständlich, dass Gäste sich bei einem privaten

Abendessen zwischendurch zum Schlafen hinlegen) als auch in der Öffentlichkeit.

Trotz oder gerade wegen dieses entspannteren Umgangs mit dem Schlaf gehört der Fleiß zu den Tugenden der Japaner, und hier gilt vor allem der Einsatz, den man zeigt, während das Ergebnis eher zweitrangig ist. Aus diesem Grund ist es besonders wichtig, morgens pünktlich zur Arbeit zu erscheinen. Toleriert werden dagegen kurze Nickerchen während der Arbeitszeit, die daher auch in aller Öffentlichkeit stattfinden können, die sogenannten »Inemuri«. Während bei uns öffentliches Schlafen geächtet wird (das sagt schon der abwertende Begriff »Penner«), ist es in Japan eher ein Zeichen dafür, dass der Betreffende sich in seiner Arbeit so sehr engagiert hat, dass er sogar am Tage einschläft – also ein Beweis für seinen Arbeitseifer. Daher sind die U-Bahnen in Tokio gefüllt mit schlafenden Japanern, die ihr Nickerchen sogar im Stehen halten. Bei uns ist das Schlafen im Stehen eigentlich überhaupt nicht bekannt. Es gibt eine schöne wissenschaftliche Abhandlung aus dem Jahr 1965, in der glaubhaft dargelegt wird, dass der Mensch nicht für das Schlafen im Stehen gebaut ist und dass die optimale Lage nun einmal das Liegen sei. Aber auch hier wird eingeräumt, dass ein gewisses »Eindösen« im Stehen schon möglich sei. Das bedeutet immerhin, dass die liegende Haltung nicht unbedingt notwendig ist. Bei Kindern kennen wir das ohnehin, dass diese in allen möglichen Kör-

Schlafen müssen alle, aber es gibt kulturelle Unterschiede - am Tag und in der Nacht.

perhaltungen schlafen können. Durch die Muskelerschlaffung wird dabei jedoch immer eine entspannte Haltung eingenommen.

Nicht nur aus Japan ist bekannt, dass Menschen im Sitzen, Stehen und sogar beim Gehen schlafen können – und zwar offenbar dann, wenn sie besonders müde sind. Der Schlaf ist dann vielleicht nur sehr leicht. Wir kennen aus Filmen Cowboys, die reitend im Sattel schlafen. Das wird übrigens ebenso von Napoleon berichtet. Und in Japan gab es Berichte von marschierenden Soldaten der kaiserlichen Armee, die schlafend gegen Bäume liefen. Die Japanforscherin Brigitte Steger berichtet, dass dieser Zustand auch heutzutage bekannt ist. Beim amerikanischen Militär wird er »droning« genannt. Diesen Begriff kennen wir von den selbstgesteuerten Drohnen, die das Militär nicht nur zu Aufklärungszwecken benutzt. Es gibt in Japan sogar Hilfsmittel, die das Schlafen im Stehen ermöglichen. Mittels Stehhilfen kann das Kinn abgelegt und so die erforderliche Entspannung der Halsmuskulatur für das Schlafen erreicht werden. Wahrscheinlich ist dieser Vorschlag aber nicht ganz ernst gemeint.

Dann gibt es noch den »Dachsschlaf« – eine Art Halbschlaf, wobei das Augenschließen den anderen sagen soll, dass man abwesend ist und keinen Kontakt wünscht. Auch das kennen wir von Kindern – Augen zu, und man ist nicht mehr da.

Die Tatsache, dass selbst im Stehen geschlafen werden kann, mag so manchen verwundern, der noch nicht mal im Liegen richtig schläft. Was hier verdeutlicht werden soll, ist die Möglichkeit, sogar unter den seltsamsten Umständen schlafen zu können. Offenbar sind es nicht nur die äußeren Umstände, die den Schlaf stören, sondern es ist auch die eigene Haltung zum Schlafen bzw. Nichtschlafen, die das Ganze zum Problem machen kann.

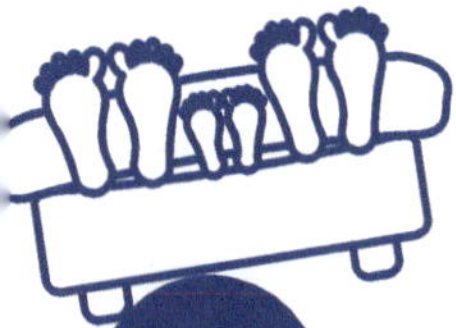

22 Ja, wie schlafen Sie denn?

Der eine schläft auf der Seite, der andere auf dem Rücken und Paare schlafen mal so oder so! Das muss doch etwas bedeuten! Und schon sind wir mitten im Thema und können das schöne Fragespiel beginnen: Sage mir, wie du schläfst, und ich sage dir, wer du bist. Lässt sich aufgrund der Schlafposition etwas über den Charakter oder den augenblicklichen Seelenzustand einer Person sagen? Oder enthüllt sie gar etwas über die Beziehung der beiden Schlummernden?

Lässt sich aufgrund der Schlafposition etwas über den Charakter oder den augenblicklichen Seelenzustand einer Person sagen?

Bei diesen oder ähnlichen Fragen bewegen wir uns an der Grenze zwischen Wissenschaft und Unterhaltung. Aber immerhin hat sich der britische Schlafforscher Chris Idzikowski schon einmal damit befasst und er glaubte, aufgrund der bevorzugten Schlafposition etwas über den Schläfer aussagen zu können. Er unterschied zwischen sechs Typen.

Die bevorzugte Position sei die »Fötus-Haltung«, eine entspannte Seitenlage mit leicht angezogenen Beinen. Diese Personen seien sensibel, anfangs schüchtern, aber dann zupackend.

Seltener sei die »Klotz-Haltung«, eine Seitenlage mit beiden Armen am Körper. Diese Schläfer seien gesellig und stünden gerne im Mittelpunkt.

Dann gibt es den »Sehnsuchtstyp«, der auf der Seite mit nach vorne gestreckten Armen schläft. Die seien grundsätzlich zaghaft, aber wenn sie sich einmal zu etwas durchgerungen haben, bleiben sie auch dabei.

Dann gibt es noch die »Soldaten-Haltung«, Rückenlage mit seitlich angelegten Armen: sehr reservierte Menschen mit hohen Anforderungen.

Bei der »Freifall-Position« liegt der Schläfer auf dem Bauch und umklammert das Kissen. Gesellige, ja ungestüme Zeitgenossen, die aber auch dünnhäutig sind.

Zuletzt noch die »Seestern-Haltung« bei denjenigen, die auf dem Rücken liegen und das Polster umarmen: gute Zuhörer, hilfsbereit, aber lieber im Hintergrund lebend.

Was sagt uns nun die Schlafposition von Paaren über deren Beziehung? Dieses Themas haben sich die amerikanischen Wissenschaftler Mark Goulston und Samuel Dunkell angenommen und sie beschrieben immerhin acht Schlafpositionen.

Die »Waageposition« (Rücken an Rücken, mit Berührung) bedeutet eine intime, aber auch relativ unabhängige

Beziehung. Jeder geht seinen Weg, aber sie sind trotzdem leidenschaftlich verbunden.

Anders sieht es bei einer ähnlichen Position, Rücken an Rücken, aber ohne Berührung aus, der »Kehrseite«. Entweder bestehen hier Spannungen zwischen den beiden, oder sie sind auf Bequemlichkeit aus, auf jeden Fall nicht auf Nähe.

Bei den bekannten »Löffelchen-Positionen« gibt es zwei Möglichkeiten. Entweder liegt der Mann vorne, dann will er entweder seine Ruhe, die sie nicht akzeptiert, oder er wartet bequem ab, ob seine Partnerin die Initiative übernimmt oder nicht. Liegt die Frau vorne, signalisiert diese Sexstellung, dass es sich um eine sehr lustbetonte Beziehung, auf jeden Fall eine Liebesphase handelt.

Dann kennen wir noch den »Liebesknoten«. Ziemlich unbequem, aber in inniger Umarmung sieht es so aus, als ob die beiden verschmelzen. Das ist was für frisch Verliebte und kann dementsprechend nicht lange anhalten, denn auf Dauer ist es einfach zu anstrengend.

Ähnlich sieht der »Schutzengel« aus, nur hier ist man nicht mehr ganz so verknotet, aber es zeigt eine innige Verbundenheit an. Einer liegt auf dem Rücken, der andere mit dem Kopf auf seiner Schulter oder Brust, von einem Arm beschützt.

Die auf Dauer vermutlich unbequemste Haltung ist das »Sandwich«, bei dem das Paar aufeinanderliegt. Hier wird wohl etwas krampfhaft demonstriert, dass man auf jeden Fall zusammengehört und sich auch beschützt.

Bei der Position der »Beinschere« liegen die Partner auseinander, berühren sich aber entweder mit dem Knie oder

Unterschenkel. Das zeigt eine unsichere Beziehung an, wo zumindest derzeit nicht geklärt ist, wie es weitergehen soll, zueinander oder auseinander. Vielleicht haben sie auch nur Angst, sich zu bedrängen, oder sie hatten gerade Krach, aber signalisieren wieder Kompromissbereitschaft oder Wunsch nach Nähe.

Wie wir schlafen, sagt nichts über unsere Persönlichkeit aus. Aber es kann unterhaltsam sein, sich darüber zu unterhalten.

Wie Sie sehen, kann unsere Schlafposition viel oder gar nichts über uns oder unsere Beziehung aussagen. Der Verdacht drängt sich stark auf, dass wir uns hier tief im Land des Psychologisierens befinden. Aber unterhaltsam ist es allemal. Probieren Sie es aus und befragen Sie als Experte Ihren Bekanntenkreis. Aber halten Sie sich immer ein Hintertürchen offen, dass alles nur ein Spaß war.

Literatur

Zeitschriftenartikel von Jürgen Zulley:

Der liebe Schulbeginn. das schlafmagazin (2006) 1: 14.
Der Heilschlaf – ein Klassiker. das schlafmagazin (2006) 2: 12.
Der Winterschlaf. das schlafmagazin (2007) 1: 24–25.
Rückengerechtes Schlafen. Für jeden das richtige Bett. das schlafmagazin (2007) 2: 18–19.
Schlaf und Reisen. das schlafmagazin (2007) 2: 22
Ernährung und Schlaf. das schlafmagazin (2007) 4: 38–39.
Guter Mond. das schlafmagazin (2008) 1: 30–31.
Woher weiß ich, ob ich schlafe? das schlafmagazin (2008) 2: 34–35.
Der Ammenschlaf. das schlafmagazin (2008) 4: 31.
Der Schönheitsschlaf. das schlafmagazin (2008) 4: 44–46.
Der Schlaf des Sportlers. MedicalSportsNetwork (2008) 5: 26-27.
Sommerzeit Juche. das schlafmagazin (2009) 1: 32.
Leben ohne Schlaf? das schlafmagazin (2009) 4: 32-33.
Der Multikulti-Schlaf. das schlafmagazin (2010) 1: 28–29.
Die Wurzeln der Chronobiologie, oder: Chronobiologie trifft Schlafforschung. das schlafmagazin (2010) 3, 12–13.
Ja, wie schlafen Sie denn? das schlafmagazin (2011) 2: 34–35.
Die jahreszeitliche Bedeutung des Lichts. das schlafmagazin (2012) 1: 611.

Das Erwachen. Misericordia Zeitschrift der Barmherzigen Brüder in Bayern. 65. Jg. (2013) 2: 4–5.

Buchpublikationen von Jürgen Zulley:

Zulley, J.: Mein Buch vom guten Schlaf. München: Goldmann, Mosaik (2010).

Buchpublikationen gemeinsam mit Barbara Knab:

Wach und fit. Mehr Energie, Leistungsfähigkeit und Ausgeglichenheit. Frankfurt: Mabuse-Verlag (2004).

Unsere Innere Uhr. Natürliche Rhythmen nutzen und der Non-Stop-Belastung entgehen. Frankfurt: Mabuse-Verlag (2017).

Die kleine Schlafschule. Wege zum guten Schlaf. Frankfurt: Mabuse-Verlag (2017).

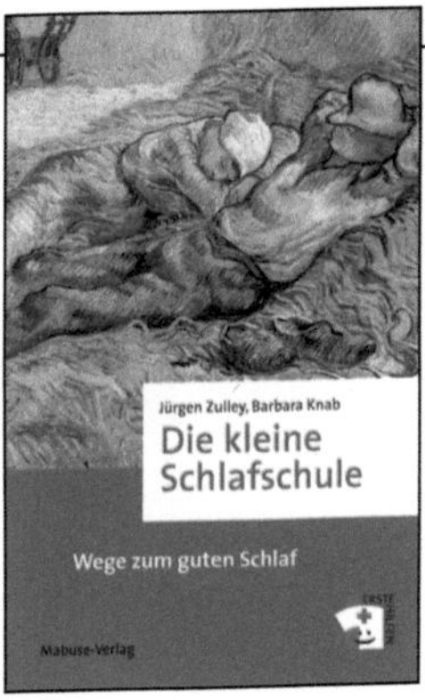
Jürgen Zulley, Barbara Knab
Die kleine Schlafschule
Wege zum guten Schlaf
Mabuse-Verlag

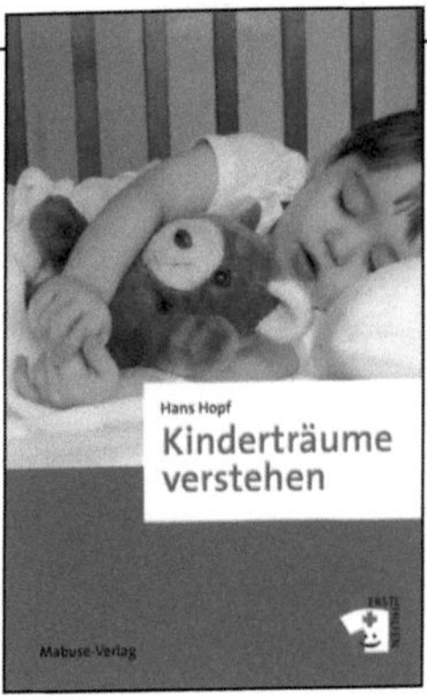
Hans Hopf
Kinderträume verstehen
Mabuse-Verlag